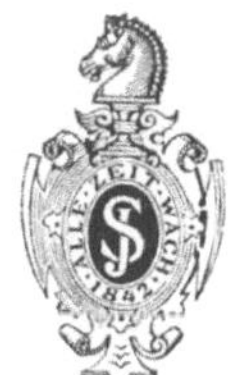

Chirurgia Plastica et Reconstructiva

Organ der Deutschen Gesellschaft für Plastische und Wiederherstellungs-Chirurgie

Band 7

Springer-Verlag Berlin Heidelberg GmbH 1970

ISBN 978-3-540-04784-1 ISBN 978-3-662-30501-0 (eBook)
DOI 10.1007/978-3-662-30501-0

Ursprünglich erschienen bei Springer-Verlag Berlin Heidelberg New York 1970.

Softcover reprint of the hardcover 1st edition 1970

Inhaltsverzeichnis

1. Teil

Bericht über die Sondersitzung „Plastische Chirurgie“ der 86. Tagung der Deutschen Gesellschaft für Chirurgie gemeinsam mit der Deutschen Gesellschaft für Plastische und Wiederherstellungschirurgie am 11. April 1969 in München.

(Redigiert von D. BUCK-GRAMCKO)

Gelenkplastiken

Verhandlungsleiter: H. BÜRKLE DE LA CAMP, Dottingen

TH. C. REIMERS: Zur geschichtlichen Entwicklung gelenkplastischer Eingriffe 2

H. GÜNTHER und K. SCHUCHARDT: Plastische Eingriffe am Kiefergelenk 15

H. MITTELMEIER: Gelenkplastiken an Schulter, Ellenbogen, Hand und Fuß 23

J. ENDER: Ellenbogengelenkplastik 39

Aussprache: L. BÖHLER 42

D. BUCK-GRAMCKO: Funktionsverbessernde Eingriffe an den Fingergelenken 44

G. FRIEDEBOLD: Arthrolysen und Arthroplastiken des Kniegelenkes 50

M. E. MÜLLER: Die Gelenkplastiken am Hüftgelenk 59

G. MAURER und H. SCHOLZE: Unsere Erfahrungen mit der Alloarthroplastik am Hüftgelenk 69

R. SCHNEIDER: Die Totalprothese am Hüftgelenk 74

Aussprache: H. W. BUCHHOLZ, H. WILLENEGGER, H. KREBS, H. MILLESI, H. RÖSCH, H. BÜRKLE DE LA CAMP, H. LOHE 77

2. Teil

Freie Beiträge aus dem Gebiet der plastischen und wiederherstellenden Chirurgie

(Redigiert von W. AXHAUSEN)

H. G. LUHR: Operative Behandlungsverfahren bei Frakturen des zahnlosen Unterkiefers unter besonderer Berücksichtigung der Kompressionsosteosynthese 84

H. MILLESI: Kritische Betrachtungen zur Syndaktylie-Operation 99

K. W. HOMMERICH, A. SCHÖNFELD und I. FLEMMING: Der Wert der Mikroradioangiographie bei Transplantationen an Ohr und Trachea im Tierexperiment 117

Verzeichnis der Referenten und Diskussionsteilnehmer

BÖHLER, L., Prof. Dr., Wien, Österreich

BUCHHOLZ, H. W., Dr., II. Chir. Abt. d. Allgemeinen Krankenhauses St. Georg, Hamburg

BUCK-GRAMCKO, D., Dr., Handchir. Abt. am Berufsgenossenschaftlichen Unfallkrankenhaus, Hamburg-Bergedorf

BÜRKLE DE LA CAMP, H., Prof. Dr. h. c., Dottingen über Freiburg/Br.

ENDER, J., Dr., Unfallabteilung des Krankenhauses, Steyr, Österreich

FRIEDEBOLD, G., Prof. Dr., Orthop. Klinik u. Poliklinik der FU im Oskar-Helene-Heim, Berlin

GÜNTHER, H., Prof. Dr., Hamburg

KREBS, H., Dr., Chir. Univ.-Klinik, Heidelberg

LOHE, H., Dr., Berleburg

MAURER, G., Prof. Dr., Chir. Klinik am Klinikum r. d. Isar der TH, München

MILLESI, H., Dr., I. Chir. Univ.-Klinik, Wien, Österreich

MITTELMEIER, H., Prof. Dr., Orthop. Univ.-Klinik, Homburg/Saar

MÜLLER, M., Prof. Dr., Orthop. Univ.-Klinik, Bern, Schweiz

REIMERS, TH., C., Prof. Dr., Chir. Klinik d. Städt. Ferdinand-Sauerbruch-Krankenanstalten, Wuppertal-Elberfeld (verstorben)

RÖSCH, H., Doz. Dr., Orthop. Abt. Chir. Univ.-Klinik, Freiburg

SCHNEIDER, R., Dr., Chir. Abt. d. Krankenhauses, Großhöchstetten, Schweiz

SCHOLZE, H., Dr., Chir. Klinik am Klinikum r. d. Isar der TH, München

SCHUCHARDT, K., Prof. Dr. Dr. h. c., Nordwestdeutsche Zahn- und Kieferklinik, Hamburg

WILLENEGGER, H., Prof. Dr., Kantonsspital, Liestal, Schweiz

Autorenverzeichnis der freien Beiträge

FLEMMING, I., Dr., Klinikum Steglitz der FU, Berlin

HOMMERICH, K. W., Prof. Dr., Klinikum Steglitz der FU, Berlin

LUHR, H. G., Dr., Nordwestdeutsche Kieferklinik, Univ.-Krankenhaus Eppendorf, Hamburg

MILLESI, H., Priv. Doz. Dr., I. Chir. Univ.-Klinik, Wien

SCHÖNFELD, A., Dipl. Phys., Fritz-Haber-Institut der Max-Planck-Ges., Berlin

1. Teil

Bericht über die Sondersitzung „Plastische Chirurgie" der 86. Tagung der Deutschen Gesellschaft für Chirurgie gemeinsam mit der Deutschen Gesellschaft für Plastische und Wiederherstellungschirurgie am 11. April 1969 in München.

(*Redigiert von* D. Buck-Gramcko)

Gelenkplastiken

Verhandlungsleiter: H. Bürkle de la Camp, *Dottingen*

Zur geschichtlichen Entwicklung gelenkplastischer Eingriffe

Von TH. C. REIMERS †

Versucht man in die geschichtliche Entwicklung gelenkplastischer Eingriffe einzudringen, so stößt man auf eine derartige Fülle von Ergebnissen, daß es schwerfällt, in einem 20 min-Referat den Verlauf auch nur einigermaßen zu beleuchten. Es können nur wenige Grundlinien aufgezeigt werden.

Der erste Versuch einer Gelenkplastik ist dem Chirurgen CHARLES WHITE (Glasgow) zuzuschreiben, der 1768 die erste Schultergelenksresektion in unserem Sinne ausführte und 1769 auch schon Hüftgelenksresektionen empfahl. Er fürchtete aber, der Eingriff am Lebenden könne wegen der Tiefenlage des Gelenkes zu groß sein und versuchte zunächst, wie die Franzosen CHAUSSIER u. VERNANDOIS (1786), sich in Hundeversuchen Klarheit zu verschaffen. 1816 hat dann SCHMALZ in Pirna den ersten klinischen Versuch mit einer Hüftgelenksresektion unternommen, dem ANTHONY WHITE, London, 1821 folgte. 1861 waren in Deutschland 34 Fälle, in England 46 Fälle zu verzeichnen.

Es folgen die ausgedehnten Tierversuche BERNHARD HEINES (Würzburg 1831), dem Neffen JOHANN GEORG HEINES. VON LANGENBECK hat diese Präparate 1840 bei HEINE in Würzburg gesehen. Er war tief beeindruckt und hat dann seine eigene subperiostale Gelenkresektion am Menschen 1842/44 erstmalig durchgeführt, während der Würzburger Orthopäde A. v. MAYER (1856) über 20 Osteotomien und 12 Resektionen beim Menschen berichtete. VON LANGENBECK hat dann in einer sehr ausführlichen Arbeit 1874 die Spätergebnisse der Gelenkresektionen im Kriege mitgeteilt, wobei er darauf hinweist, daß im Krieg 1866 — also im Böhmischen Krieg — die Gelenkresektion gegenüber der Amputation eine Rolle gespielt habe.

Die erste Gelenkmobilisierung in Amerika wird dem Chirurgen JOHN RHEA BARTON (Philadelphia 1794 bis 1831) zugeschrieben. Er führte die Operation am 22. November 1826 bei einem 21jährigen Seemann, dessen rechtes Hüftgelenk nach Fall ankylosiert war, ohne Betäubung durch. Sie dauerte 7 min. Die Operation wurde 1830 durch JOHN RODGERS (New York Hospital) wiederholt. BARTON gilt, wie ich den Monographien von VALENTIN „Geschichte der Orthopädie“ und MAURICE MÜLLER „Die hüftnahen

Osteotomien" entnommen habe, als Vater der Osteotomie. Es steht aber außer Frage, was auch COLONNA in seiner Präsidialansprache betont, daß BARTON diese Operation ausführte, um die Gelenkbeweglichkeit wiederherzustellen.

Vergegenwärtigen wir uns noch einmal den gut belegbaren Weg über CHARLES WHITE (1768) bis v. LANGENBECK (1842) und erinnern uns dann, daß die Einführung der Äthernarkose durch JACKSON u. MORTON (1844) und der Beginn der Listerschen Antisepsis 1867, also rund 100 Jahre nach CHARLES WHITE, erfolgte, so setzen uns Chirurgen und Patienten dieser Zeit nicht wenig in Erstaunen. Viele zeitgenössischen Kollegen haben allerdings dann auch nicht mit herber Kritik gespart. Nicht zu übersehen ist der hohe wissenschaftliche Stand der klinischen und experimentellen Arbeiten dieser Wegbereiter. Man ist geneigt, diesen vorantiseptischen Zeitraum als „heroische Periode" der Gelenkplastik abzugrenzen.

VON VOLKMANN, Halle, war dann der erste, der solche Eingriffe unter *antiseptischen* Bedingungen durchführte (1874). Aus der sich nun überstürzenden Entwicklung der sog. „Begründerperiode" darf ich aus den vielfach sich überschneidenden und durchkreuzenden Fäden und Problemen der Gelenkplastik einige Gesichtspunkte herausstellen.

Eine vielschichtige, sich über mehrere Jahrzehnte hinziehende Diskussion entstand um die Formgebung der Gelenkenden, den anatomischen Zugangswegen und schließlich die Frage der Gelenkinterpositionen. An sich hatte VERNEULL 1860 bereits den Versuch unternommen, Teile der Gelenkkapsel zu interponieren, wie wir sie heute noch häufig in Amerika unter der Bezeichnung „Colonna-Reconstruction" finden. VERNEUIL fand damals wenig Beachtung. Der eigentliche Durchbruch gelang HELFERICH 1891. Er mobilisierte ein Kiefergelenk und interponierte einen gestielten Lappen aus dem M. temporalis. 1899 konnte er über mehrere derartige Fälle berichten. MURPHY war dann seit 1902 mit der Ausarbeitung der Verfahren mit gestieltem Fascienfett — evtl. auch Fascien-Muskel-Fettlappen in die resezierten Gelenke beschäftigt. 1904 berichtete er über 12 Fälle seiner „Original-Arthroplasty", wie er sie nannte. Im gleichen Jahr berichtete SCHANZ über eine gestielte Fettlappenplastik bei einem ankylosierten Ellenbogengelenk. Seit 1904 ist dann HOFFA den gleichen Weg gegangen. Er hat 1906 darüber berichtet.

Die Notwendigkeit von Interpositionen wurde jedoch nicht allgemein geteilt. Aus den Erfahrungen von OLLIER, v. LANGENBECK, CZERNY, WEICHSELBAUM (1874), den Arbeiten über Arthrolyse von JULIUS WOLFF (1886), SCHEDE (1893) u. a. ging hervor, daß Gelenke auch durch einfache Resektion ohne jede Interposition zu mobilisieren sind. 1917/19 lehnten sowohl SCHMERZ, der bis dahin mit Amnioninterpositionen gearbeitet hatte, aber auch SCHEPELMANN jegliche Zwischenlagerung ab. SCHMERZ sah in einem sorgfältigen Polieren der neugeschaffenen Gelenkfläche das Entscheidende. Ihm ist Lexer, der sich zeitweilig mit Wachsglättung und anderen Verfahren dieser Art beschäftigt hatte, mit seinen großen Erfahrungen entgegengetreten.

Bevor ich jedoch nun auf die Arbeiten Payrs und Lexers, die für den weiteren Ausbau der Gelenkplastik so wesentlich geworden sind, eingehe, soll wenigstens in Stichworten erwähnt werden, was experimentell und z. T. auch klinisch als *Interponendum* auto-, homo- und heteroplastisch sowie schließlich alloplastisch versucht wurde. Das Gros dieser mannigfaltigen Arbeiten fällt im wesentlichen in den Zeitraum 1895 bis 1910, und man kann sagen, daß so gut wie kaum ein Gewebe unberücksichtigt geblieben ist. Ich nenne Periost von M. Hoffmann (1906), dem er eine außergewöhnliche „Vita Propia“ zusprach, wobei er sich auf Marchand berief. Haut: Gluck (1902), Wullstein (1907); sie wird heute noch von Kallio (1955 und 1968) empfohlen. Sehnen und Aponeurose: Nélaton (1905); Schleimbeutel und Sehnenscheiden: Payr (1910); Knorpel mit und ohne Perichondrium: Weglowski (1907), Payr (1909), Lexer (1908), Peer (1939), Allbruck u. Mitarb. (1958); Schweinsblase: Föderl (1895) und Baer (1909); Ovarialcystenwand: Kukula; Omentum, gehärtete Bruchsacktunica vaginalis testis: Herzberg u. Guthmann (1929); Rinderperitonaeum, das gesetzlich geschützt unter dem Namen „Plaston“ in den Handel kam: Schmerz (1911); Amnionmembranen.

An alloplastischem Material wurde verwendet Roser (1898) Goldplättchen und sonstige Metalle, ferner Gummi mit viel Fistelbildungen. Chlumsky (1900) Celluloid, Silber, Zink, Zinn, Gummi, Billrothbatist, Collodium, Holz, Watte. Magnesiumbleche 0,2 mm wurden bei einem ankylotischen Kniegelenk beim Menschen durch Hübscher (1901) und bei einem Ellbogengelenk durch Pupopoc (1902) eingefügt. Celluloid — nun schon die Entwicklung der modernen Kunststoffe — benützte Jahnke (1926). Ich breche hier erst einmal ab und betone, daß dieser Katalog keinen Anspruch auf Vollständigkeit erhebt.

Während Payr nun zunächst in Anlehnung an Murphy seine eigene Technik der Gewebsplastik mit gestielten Fascienlappen durchführte, war Lexer mit Kirschner der Meinung, daß der Stiel für die Ernährung fragwürdig und bedeutungslos sei. Wir haben dann der Lexerschule den Ausbau der Gelenkplastik mit freiem Fettlappen zu verdanken, um die sich gleichzeitig auch Röpke, Rehn, Eden, Hans May, Bürkle de la Camp u. a. aus der Schule Lexer verdient gemacht haben. Murphy fand 1914 die Erfolge Lexers „verblüffend“. Er betonte die Freiheit des Handels, die mit dieser Technik bei Gelenkplastiken erreicht sei. Lexer berichtete in seiner „Wiederherstellungschirurgie“ über Spätergebnisse bei 439 Fällen, davon 127 Ellenbogen-, 6 Hand-, 24 Schulter-, 130 Knie-, 132 Hüft- und 20 Sprunggelenke.

Dieser Durchbruch hätte sich wahrscheinlich nicht in der Weise vollzogen, wenn nicht neben dem praktisch-klinischen Handeln eine vielschichtige biologische Forschung um die Probleme der Transplantation überhaupt in dieser Zeit Hand in Hand gegangen wären. Während REHN, EDEN, RÖPKE, MAY, MAGNUS u. a. klinisch und experimentell das Einwachsen des Transplantates und seine Metaplasie durch die Bewegungen studierten, haben AXHAUSEN, EDUARD REHN u. a. — vor allen Dingen aber AXHAUSEN — mit Tierexperimenten die histologischen Vorgänge bei der freien Transplantation von Knochen, schließlich von Gelenkenden, Gelenkknorpel und Epiphysenknorpel in den Jahren 1909 bis 1912 mit noch heute gültigen Ergebnissen verfolgt. Diese Untersuchungen wurden insbesondere durch die *freien Transplantationen ganzer Gelenke* durch LEXER (1905) ausgelöst, die die wissenschaftliche Welt nun über Jahrzehnte faszinierte.

Über Gelenktransplantationen hatte an sich schon TIETZE 1897 berichtet. 1898 berichtete NICOLADONI über die gestielte autoplastische Transplantation der zweiten Zehe als Ersatz für den Daumen.

FEDOR KRAUSE benutzte 1906 die Großzehe. Kaum beachtet wurde die Arbeit von P. BUCHMANN (St. Petersburg 1908). Er verpflanzte 1907 autoplastisch das Großzehengrundgelenk, also das erste Metatarsophalangealgelenk bei einem verunfallten 14- und 19jährigen Mädchen in das Ellbogengelenk mit einer aktiven Beweglichkeit von 30%.

Ausgedehnte tierexperimentelle Untersuchungen, vornehmlich an Hunden, sind dann von HENRY JUDET 1908 und von WREDE 1909 veröffentlicht worden.

Auch die Probleme der Entnahme des Transplantates tauchen um diese Zeit auf. Während LEXER und ENDERLEN sich auf Grund von Erfahrungen gegen die Entnahme aus der Leiche aussprachen, setzte KÜTTNER 1910 ein 35 Std nach dem Tode entnommenes Präparat einem tumorkranken Patienten ein. Der Patient blieb damit 13 Monate leistungsfähig, bis er dann an Wirbelmetastasen verstarb. KÜTTNER gab damals der Leichenentnahme eine Zukunft.

Es ist kein Zweifel, daß das Thema der freien Gelenktransplantation noch bis in die heutigen Zeiten fortwirkt. HANS MAY, Philadelphia, berichtet darüber noch 1942. Die Frage der freien Ganzgelenktransplantation autolog und homolog ist dann noch einmal von HERNDON u. CHASE, ferner von ENTIN u. Mitarb. (1962) überprüft worden.

LEXER hat 1925 mit seiner Arbeit „Zwanzig Jahre Transplantationsforschung in der Chirurgie" Rechenschaft über das Spätschicksal dieser Operierten abgegeben. BÜRKLE DE LA CAMP berichtete 1929 dann über histologische Untersuchungen an zwei der von LEXER homolog transplantierten Kniegelenke 14 und 16 Jahre nach Operation. Der Gelenkspalt war erhalten, der hyaline Gelenkknorpel war jedoch durch fibrösen Knorpel ersetzt. Der intraartikuläre Bandapparat und die Menisci waren geschwunden. Es bestand eine Art Gelenkkapsel. Im übrigen ausgedehnte Randzackenbildungen und Veränderungen im Sinne der chronisch deformierenden Gelenkveränderungen. Trotzdem konnte der eine Patient 3 km hin und zurück zu seiner Arbeitsstätte täglich bewältigen, wie bei einem Charcot-Gelenk.

Lexer weist dann noch darauf hin, daß *Halbgelenkstransplantationen* im Ganzen erfolgreicher gewesen seien als Ganzgelenke. Ich erwähne in diesem Zusammenhang deshalb hier die Transplantationen freier Knorpel-Knochengelenkschalen, denen in der Regel eine 5 mm starke subchondrale Knochenschicht belassen wird; denn Knorpel von seiner Unterlage getrennt, wächst nicht mehr an. Andererseits bleibt die subchondrale Knochenschicht — was schon Axhausen gesehen hat — nicht vital. Sie ist — wie er sagt — im histologischen Sinne nicht transplantationsfähig und muß substituiert bzw. revitalisiert werden. Tuffier war der erste, der eine solche „chondroplastische Resektion“ — wie er sie nannte — 1901 durchführte. 1910/11 berichtete er über zwei derart rekonstruierte Ellenbogengelenke. Ähnliche Operationen haben König u. Enderlen (1914) ausgeführt. Auch der Versuch von J. R. Moore mit Knorpelüberkappungen des Hüftgelenkes 1948 gehört hierher.

Die Versuche mit Gelenkschalenknorpel solcher Art erstrecken sich bis in unsere Zeit hinein. Ich erwähne die Arbeiten von Krompecher und Pap (1938, 1957), Peer (1939), insbesondere auch die Arbeiten von Ehalt. Das autologe Knorpeltransplantat überlebt nach De Palma u. Mitarb. und metabolisiert auch radioaktiven Schwefel. Das homologe Knorpeltransplantat überlebt nur kurze Zeit. Bei Gewichtsbelastung erfolgt Desintegration. Es ist zu erwarten, daß dieser gesamte Fragenkomplex unter dem Gesichtswinkel der Immunosuppression neu bearbeitet werden wird.

Kehren wir nach diesem Ausblick über die Entwicklung der *freien* Gelenkstransplantationen noch einmal zur Resektionsarthroplastik zurück, so ist festzustellen, daß sich die klassischen Methoden bis zum Ende des zweiten Weltkrieges in etwa gehalten haben.

Parallel zu dieser Entwicklung läuft jedoch — man ist fast geneigt zu sagen — eine hektische Suche nach einem geeigneten oder besser geeigneten Interpositionsmaterial, während die Öffnung und Formgebung der Gelenke und sonstige biologisch-chirurgische Probleme von nun ab in den Hintergrund treten.

Mit dem Siegeszug der Kunststoffe geraten sie notwendigerweise in den Betrachtungskreis der Chirurgen. Ich gehe auf diese historische Entwicklung im einzelnen nicht ein und darf auf die Monographie von Contzen verweisen. Erwähnen will ich jedoch das von Burrmann (1943), Kuhns u. Potter (1950), zeitweilig übrigens auch von Charnley für Gelenkplastiken verwendete Polyamid „Nylon“. Es war klar, daß es in 3 Jahren durchschleifen mußte. Trotzdem taucht heute das Teflon als Hüftpfannenschale wieder auf. Dann muß aber das Plexiglas erwähnt werden, das 1928 in Deutschland entwickelt und ab 1940 zunehmend in der Chirurgie Verwendung gefunden hat. Diese Abbildung von Smith-Petersen spiegelt in etwa den Materialwandel von 1923 bis 1938 über Glas bis zum Vitallium, welches von Vernable u. Stuck (1935) empfohlen wurde, die allgemeine Entwicklungs- und Denklinie wieder. Als genügend stoß-, abriebfest und reaktionslos erwiesen sich nur die nahezu eisenfreien Chrom-Nickelstähle wie V 4 A, die Kobalt-Chromlegierungen wie Vitallium, Venertia und schließlich Titan. Smith-Petersen erzielte 1923 mit seiner „Mould“-Plastik — also einer Interpositionsplastik —, wobei die Metallkappe eine meniscusartige Bewegung zuläßt, noch einmal einen bemerkenswerten Erfolg. Wie Sie wissen, besitzt die Methode heute noch im angelsächsischen Raum in der 1938 angegebenen Form ihre Anhänger, und manche halten diese Methode der endoprothetischen Versorgung überlegen.

Einen analogen Vorstoß beim Kniegelenk machte 1940 Campbell mit Metallüberkappung des Femurteiles. Sie wird etwas modifiziert seit 1955 von den Engländern Platt u. Pepler u. a. verwendet. Auf die Teil-Tibiakopfüberkappungen nach MacIntosch u. McKeever darf ich hinweisen.

Eine andere Gruppe von Autoren hat jedoch insbesondere offenbar unter dem Eindruck der Judetschen Erfolge auch am Kniegelenk Vollprothesen versucht, wobei von den komplexen Kniegelenksbewegungen nur die reine Scharnierbewegung nachgeahmt wird. Experimentell ist Moeys, Utrecht (1954), zu nennen, 1957 der Schwede Valdius. Ich nenne weiter Shiers (1960), aus der Mayoklinik Young, aus Deutschland Friedebold, Reimers u. a., die sich damit beschäftigt haben. Die Bemühungen um das Schultergelenk und schließlich auch um das Ellbogen-, Sprung- sowie die Fingergelenke haben im Schrifttum noch keinen großen Niederschlag gefunden. Hier scheint sich aber eine gleiche Entwicklung anzubahnen.

Um so vielschichtiger sind die Bemühungen der Alloplastik um das Hüftgelenk geworden. Eine Endoprothese aus Elfenbein hat schon mein Lehrer Fritz König (1913) und der Franzose Robineau (1928) aus Bakelit angegeben.

Die Anfänge der heutigen Entwicklung, welche als Ersatzplastiken, bzw. „Replacement-Arthroplasty“ charakterisiert werden, gehen den Umweg über die Überkappungsplastik der Gebrüder Judet (1940). Diese Technik blieb Episode. Sie scheiterte nicht etwa an dem Material „Plexiglas“, sondern an dem biologischen Umstand, daß nach einer derartigen chirurgischen Zubereitung des Schenkelhalses ein Schenkelhalsschwund einsetzt, der im Einzelfall nicht voraussehbar ist. Es erfolgte dann unvermittelt der Übergang zu Endoprothesen, die ihre Verankerung im Markkanal und ihre

Auflagefläche in dem weniger den Schwunderscheinungen unterworfenen Trochanterteil besitzt.

Die Entwicklung dieser Prothesenform ist POHLMANN u. MOORE zu verdanken. Die Zahl der heute verwendeten Varianten ist — wie Sie wissen — beträchtlich. Ich gehe nicht näher darauf ein. Die Problematik kommt sicherlich in den folgenden Referaten besser zum Ausdruck. Im deutschen Sprachraum sind GÜNTZ, MAX LANGE, BÜRKLE DE LA CAMP, RETTICH, WITT, MAURICE MÜLLER, NEFF, REIMERS, HUGGLER, COTTA, um nur wenige zu nennen, an der Entwicklung beteiligt. Auch auf die Verdienste des Engländers CHARNLEY muß hingewiesen werden.

Die Entwicklung ist insofern weiter gegangen, als das Vollgelenk angestrebt wird, wobei man nicht vergessen sollte, daß das Problem der Acetabulo-Plastik seit HOFFA (1904) die Orthopädie beschäftigt und daß der erste Metallersatz der Pfanne von URIST (1939) angegeben wurde. Das Ende dieser Entwicklung ist nicht abzusehen, zumal eine befriedigende Lösung nicht gefunden wurde, wie viele schmerzhafte Hüften beweisen.

Die Schmerzanalyse weist auf eine fehlerhafte Belastung der Muskulatur hin und diese hat ihre Ursache wiederum darin, daß eine exakte anatomische Rekonstruktion des Hüftgelenkes mit dem heutigen Prothesenmaterial nicht erreicht werden kann. Die heute dominierende Form des alloplastischen Gelenkersatzes hat u. E. nur dann Chancen zu überleben, wenn sie von der Schablonenprothese fort sich den individuellen natürlichen anatomischen Verhältnissen weit mehr nähert als bisher.

Summary

Historical survey begins with the "brisement force", acknowledged until the beginning of the 19th century. It leads on to the beginning of operative experiments by production of "pseudoarthroses" to "arthrolysis" (1880) and "arthroplasty", the reconstruction of the joint being the aim. Wood, silver, zinc, ivory, gold etc. were used. In 1906 LEXER pointed out that autologous material is superior to heterologous. Checking up the last mentioned method however many failures were found. LEXER started a new era by free transplantation of whole joint segments, i.e. homologous transplants. SMITH-PETERSEN gave new impulses to the technique of interposition by using plexiglass, bakelit in 1917 and vitallium in 1938. In the end of the twentieths years the technique of replacement arthroplasty was in use more and more. It was improved by the stem prosthesis of the brothers JUDET in 1946. Today the alloplastic joint substitute by the development of MOORE (1940) is the mostly used, specially for the big bearing joints as hip and knee joint, but also shoulder, elbow and finger joints.

Literatur*

Allbrook, D., Allbrook, M.: The restoration of articular surface after joint excision. An exp. study with cartilage implants. J. Bone Jt Surg. **40** B, 742 (1958).

Axhausen, G.: Die histolog. u. klinischen Gesetze der freien Osteoplastik. Langenbecks Arch. klin. Chir. **88**, 23 (1908).

— Über den histolog. Vorgang bei der Transplantation von Gelenkenden, insbesondere über die Transplantationsfähigkeit von Gelenkknorpel und Epiphysenknorpel. Langenbecks Arch. klin. Chir. **99**, 1 (1912).

Baer, W. S.: The use of animal membrane in producing motility in ankylised joints. Bull. Johns Hopk. Hosp. **XX**, 271 (1909).

— Arthroplasty with animal membrane. Amer. J. Surg. **16**, 171 (1918).

— Arthroplasty with the aid of animal membrane. Amer. J. orthop. Surg. **16**, 1 (1918).

— Arthroplasty of the hip joint. J. Bone Jt Surg. **8**, 769 (1926).

Barton, J. R.: On the treatment of anchylosis by the formation of artificial joints. N. Amer. med. Surg. **1**, 7 (1827).

Bohlmann, Moore: Metal hip joint. A case report. J. Bone Jt Surg. **25**, 688 (1943).

Brown, J. E.: Use of cutis as an interposing membrane in arthroplasty of the knee. J. Bone Jt Surg. **40** A, 1001 (1958).

Burrmann, M. S.: Plastic materials in medicin (Nylon). Amer. J. Surg. **62**, 124 (1943).

Bürkle de la Camp, H.: Fehler und Gefahren der Alloplastik in der Knochen- und Gelenkchirurgie. Langenbecks Arch. klin. Chir. **289**, 463 (1958).

— Untersuchungsbefunde von 22 homoioplastisch verpflanzten Kniegelenken. Dtsch. Z. Chir. **1929**, 217.

Campbell, W. C.: Arthroplasty of the knee. J. orthop. Surg. **3**, 430 (1921).

— Interposition of Vitallium plates in arthroplasties of the knee. Amer. J. Surg. **47**, 639 (1940).

Chase, Herndon: The fate of autogenous and homogenous bone grafts. (A historical review). J. Bone Jt Surg. **37** A, 809 (1965).

Chaussier, Vermandois: J. Méd. Mars **7**, 66 (1786).

Chapchal, G.: Synovectomie and arthroplasty in rheumatoid arthritis. (2. Int. Symposium). Stuttgart: Thieme 1967.

Chlumsky: Über die Wiederherstellung der Beweglichkeit des Gelenkes bei Ankylose. Zbl. Chir. **1900**, 921.

Colonna, P. C.: The trochanteric reconstruction operation for ununited fractures of the upper end of the femur. J. Bone Jt Surg. **42** B, 5 (1960).

Contzen, J.: Grundlagen der Alloplastik mit Metallen und Kunststoffen. Stuttgart: Thieme 1967.

Craigmyle, M. B. L.: Studies of cartlage autograft and homografts in the rabbit. Brit. J. Plast. Surg. **8**, 93 (1955).

Czerny: Beschreibung eines neu gebildeten Gelenkes nach der totalen Resection im Ellenbogengelenk wegen Ankylose. Arch. Chir. **1872**, 13.

Diamant-Berger: L'arthroplastic du genou par pièce d'acrylie interposée. Bull. Soc. Chir. Paris **41**, 88 (1951).

De Palma, A. F.: Viability of osteochondral grafts as determined by uptake of S 35. J. Bone Jt Surg. **45** A, 1565 (1963).

* Infolge des plötzlichen Ablebens des Autoren konnte das Literaturverzeichnis nicht mehr vervollständigt und überarbeitet werden.

Eden: Gelenkplastik. Münch. med. Wschr. **65**, 467 (1918).
Ehalt, W.: Verpflanzungen von Gelenkknorpel-Knochenstücken an der Bank. VI. Congr. Internat. Chir. Orthop. et de Traum. 419 (1956).
Eloesser: Implantation of joints. Calif. Med. **11**, 485 (1913).
Entin: Experimental and clinical transplantation of autogenous whole joints. J. Bone Jt Surg. **44** A, 1518 (1962).
Föderl, Ö.: Über künstliche Gelenkbildung. Z. Heilkunde **16**, 301 (1895).
Gill, A. B.: Transplantation of entire bones with their joint surfaces. Ann. Surg. **61**, 658 (1915).
Gluck: Zur Behandlung der Ankylose des Kiefergelenkes. Verh. dtsch. Ges. Chir. **1902**, 167.
Goebell, R.: Ersatz von Fingergelenken durch Zehengelenke. Münch. med. Wschr. **60**, 1598 (1913).
Güntz, E.: Die Behandlung der Hüftgelenksarthrose. Zugleich ein Beitrag zur Verwendung von Metallprothesen. Z. Orthop. **82**, 281 (1958).
Gurlt, E.: Joseph Anton Mayer 1798 bis 1860. Allg. dtsch. Biographie **21**, 119 (1885).
Harley, Breck: Cellophane in bone and joint Surg. Amer. J. Surg. **68**, 229 (1945).
Heine, B.: Über subperiostale Gelenkresectionen. Von Gräfe und Walther's J. Chir., Bd. 24, H. 4, Comptes rendus (1831).
Helferich, H.: Ein neues Verfahren zur Heilung der knöchernen Kiefergelenksankylose. Verh. dtsch. Ges. Chir. **1894**, 89, 504.
Herndon, Chase: Experim. studies in the transplantation of whole joints. J. Bone Jt Surg. **34** A, 564 (1952).
— — The fate of massive autogenous and homogenous bone grafts including articular surfaces. Surg. Gynec. Obstet. **98**, 273 (1954).
Herzberg, Guttmann: Zur hetero-plastischen Gewebsimplantation. Münch. med. Wschr. **69**, 1922 (1929).
Hoffa: Zur Mobilisierung versteifter Gelenke. Z. orthop. Chir. **17**, 1 (1906).
— Über Hüft- und Azetabuloplastik. Verh. dtsch. Ges. Chir. **1890, 1895.**
Hofmann, M.: Gelenkplastik und Periost-Interposition. Beitr. klin. Chir. **LIX** (1908); **LXXX** (1906).
Hübscher: Blutige Lösung der ankylotischen Kniescheibe (Magnesiumblech). Correspondenzblatt f. Schweizer Ärzte **24**, 758 (1901).
Huggler, A. H.: Die Alloarthroplastik des Hüftgelenkes. Stuttgart: Thieme 1968.
Janke: Celluloid als alloplast. Material im Tierversuch. Dtsch. Z. Chir. **1**, (1926).
Judet, H.: Essai sur la greffe des tissus articulaire. C. R. Acad. Sci. (Paris) **146**, 193, 600 (1908).
Judet, J., Judet, R.: Essais de reconstruction prothetique de la hanche après résection de la tete fémorale. J. Chir (Paris) **65**, 17 (1949).
Kallio, K. E.: Skin arthroplasty of the hip joint. Ann. Chir. Gynaec. Fenn. **45**, 181 (1958).
— Arthroplastique cutanée de la hange. Méd. Acad. Chir **81**, 458 (1958).
Kirschner: Der gegenwärtige Stand und die nächsten Aussichten der autoplast. freien Fascienübertragung. Bruns Beitr. klin. Chir. **86** (1913).
Knight, van Zandt: Arthroplasty of the elbow (fascie). J. Bone Jt Surg. **34** A, 610 (1952).
Kocher, Th.: Operationslehre, Vol 4. Jena: Fischer 1902.
König, F.: Über die Implantation von Elfenbein zum Ersatz von Knochen und Gelenkenden. Bruns Beitr. klin. Chir. **85**, 613 (1913).

Krause, F.: Daumenersatz durch die Großzehe. Berl. klin. Wschr. **1906**, 1527.
Krompecher, S.: Experimentelle Gelenkneubildung. Beitr. Orthop. Traum. **5**, 102 (1958).
—, Görttler, K.: Die Grundlagen einer experimentellen Gelenkbildung. Verh. dtsch. Anat. Ges. **46**, 43 (1939).
Küttner, H.: Die Transplantation aus der Leiche. Bruns Beitr. klin. Chir. **75**, 1 (1911).
Kuhns, J. G., Potter, T. A.: Nylon arthroplasty of the knee joint in chronic arthritis. Surg. Gynec. Obstet. **91**, 35 (1950).
Lange, F.: Die operative Behandlung der Kontrakturen und Ankylosen. Z. orthop. Chir. **36**, 495 (1916).
Lange, M.: Arthrolyse und Arthroplastik. Verh. dtsch. orthop. Ges. **39**, 62 (1951).
v. Langenbeck, B.: Über subperiostale Gelenkresektionen der Knochen und Gelenke. Dtsch. Klin. 1874.
— Über die Endresultate der Gelenkresektionen im Kriege. Arch. klin. Chir. **16**, 340 (1874).
Law, W. A.: Late results in vitallium-mold arthroplasty of the hip. J. Bone Jt Surg. **44** A, 1497 (1962).
Lexer, E.: Gelenktransplantationen. Verh. dtsch. Ges. Chir. 1908. Langenbecks Arch. klin. Chir. **90**.
— Über Gelenktransplantationen. Arch. klin. Chir. **90**, 263 (1909).
— Die Beweglichmachung versteifter Gelenke mit und ohne Gewebszwischenlagerung. Zbl. Chir. **1917**, 44.
— Wiederherstellungschirurgie. Leipzig: J. A. Barth 1919.
— Freie Transplantationen. Stuttgart: Enke 1919, 1924.
— Joint transplantations and arthroplasty. Surg. Gynec. Obstet. **40**, 782 (1925).
— Weitere Literatur bei May, H.
Lossen, H.: Resektionen. Geschichte, allgemeine und spezifische Methodik. (Eingehende Darstellung). Dtsch. Chir. 1894.
May, H.: Erich Lexer. Eine biographische Studie. (Dort gesamtes Schrifttum). Stuttgart: Enke 1967.
— The regeneration of joint transplants and intracapsular fragments. Ann. Surg. **116**, 297 (1942).
Magnus: Das Schicksal des interponierten Fettes bei der Arthroplastik. Bruns Beitr. klin. Chir. **131**, H. 6 (1924).
v. Mayer, A.: Historische und statistische Notizen. Dtsch. Klin. v. Göschen VIII, 119 (1856).
McAusland, R.: Mobilisation of ankyl. joints. Surg. Gynec. Obstet. 1923.
— Arthroplasty of the hip. Soc. int. Chir., VI. Congr. London 1923, Vol. 1.
— Total replacement of the knee joint by prothesis. Surg. Gynec. Obstet. **104**, 579 (1957).
McKee, G. K., Watson-Farrer, J.: Replacement of arthritiship by McKee-Farrar prothesis. J. Bone Jt Surg. **48** B, (1966).
McKeever, D. C.: The use of cellophane as an interposition membrane in synovectomie. J. Bone Jt Surg. **25**, 576 (1943).
— Patellar prothesis. J. Bone Jt Surg. **37** A, 1074 (1955).
McIntosh, D. L.: Arthroplasty of the knee in rheumatoid arthritis. J. Bone Jt Surg. **48** B, 179 (1966).
Miller, A., Friedmann: Fascial arthroplasty of the knee. J. Bone Jt Surg. **34** A, 55 (1952).
Moeys, E. J.: Metal alloplasty of the knee joint. J. Bone Jt Surg. **36** A, 363 (1954).

MOORE, J. R.: Cartilaginous cup arthroplasty in ununited factur of the neck of the femur. J. Bone Jt Surg. **30** A, 313 (1948).
MOORE, A. R.: The self-locking metal hip prothesis. J. Bone Jt Surg. **39** A, 811 (1957).
MÜLLER, M. E.: Die hüftnahen Femurosteotomien. Stuttgart: Thieme 1957.
MURPHY, J. B.: Ankylose und Arthroplastik. J. Amer. med. Ass. 1905; ref. Zbl. Chir. **37**, 992 (1906).
— Arthroplasty. Ann. Surg. **57**, 593 (1913).
NEER, CH. S.: Articular replacement for the humeral head. J. Bone Jt Surg. **37** A, 215 (1955).
NEFF, G.: Fortschritte der Hüftchirurgie. Schweiz. med. Jb. **1954**, 35.
— Fehler und Gefahren bei Hüftoperationen. Langenbecks. Arch. klin. Chir. **284** (1956).
NELATON, C.: Du traitement de l'ancylose du poinet d'origine blennorrhagique. Rev. Orthop. **25**, 39 (1938).
NEUBER: Freie Fettplastik bei plastischen Operationen des Gesichtes. Verh. dtsch. chir. Ges. 1893.
NICOLADONI: Ersatz des Daumengliedes durch die 2. Zehe. Wien. klin. Wschr. **1897**, 663. — Arch. klin. Chir. **61**, 606 (1900).
OLLIER: De la resection du coude dans les cas d'ankylose Rev. mens. de méd. et de chir. 1878, Nr. 6 u. 12; ref. Zbl. Chir. 1897, Nr. 14.
— Traité des résections et des operations conservat. qu' on peut practiquer sur le système osseux. Paris: Masson 1889.
— Reset. souspériostées des grandes articul. des membre. Paris 1895.
PARNALL: Reconstruction of the elbow joint. J. Bone Jt Surg. **30** A, 752 (1948).
PAP, K.: Neue Lösungen der Gelenkplastik. Beitr. ges. Arbeit Orthopädie **2**, 128 (1958).
— Endoprothesen in Tierversuchen und ihre Anwendung beim Menschen. Arch. orthop. Unfall-Chir. **49**, 115 (1957).
—, KROMPECHER, ST.: Arthroplasty of the knee. J. Bone Jt Surg. **43** A, 523 (1916).
PAYR, E.: Arthroplastik und Interposition. Verh. dtsch. Ges. Orthop. **1910**, 354. (Hier Schriftum).
— Gelenksteifen und Gelenkplastik. Berlin: Springer 1934. — Verh. dtsch. Ges. Chir. **41**, 516 (1912). — Verh. dtsch. Ges. Orthop. **9**, 354 (1910). — Dtsch. Z. Chir. **129**, 341 (1914).
— 10 Jahre Arthroplastik. Zbl. Chir. **1910**, 313.
PEER, L. A.: The fate of living and dead cartilage, transplanted in humerus. Surg. Gynec. Obstet. **68**, 603 (1939).
— Transplantation of tissue. Baltimore: Williams and Williams 1955.
PLATT, G., PEPLER, C.: Mould arthroplasty of the knee. J. Bone Jt Surg. **51** B, 76 (1969).
PUPOVAC: Zur Technik der Nearthrosebildung bei ankylotisierten Gelenken (Magnesiumblech). Wien. klin. Wschr. **1902**, 859.
PUTTI, V.: Arthroplasty of the knee joint. J. Orthop. Surg. NS **2**, 530 (1920).
— Vingt ans déxperience d'arthroplastie. Presse méd. **42**, 1321 (1934).
REHN, E.: Die Fetttransplantation. Arch. klin. Chir. **1912**, 98.
— Experimentelle Erfahrungen über freie Gewebstransplantationen. Verh. dtsch. Ges. Chir. 1911.
REIMERS, C.: Bisherige Ergebnisse bei Hüftplastiken nach Judet. Langenbecks Arch. klin. Chir. **284**, 680 (1956).
— Plastic surg. of the groin following trauma. Deutsch-Amerik. Gemeinschafts-kongress München 1968.

RETTICH, H.: Die Hüftarthroplastik. Z. Orthop. **82**, 290 (1952).
RÖPKE: Über die Verwendung freitransplantierter Fettlappen in der Gelenks- und Knochenchirurgie. Naturforscher Vers. 1911.
— Zur operativen Gelenkmobilisation. Dtsch. med. Wschr. **1916**, 1287.
ROBINEAU: Prothése osseuse perdue en métal à revetement d'ébonite. Congr. Franc. de Chirurg. **34**, 752 (1925).
— Contribution à l'étude des prothéses osseuses. Bull. Sec. Nat. de Chir. Paris **53**, 886 (1927).
ROSER, K.: Zur Behandlung der Kieferankylose. Zbl. Chir. **25**, 122 (1898).
SCHANZ: Zur Behandlung der knöchernen Versteifung des Ellenbogengelenkes. Münch. med. Wschr. **50**, 2228 (1904). — Handb. orthop. Chir. 2. Bd., Jena 1905—1907.
SCHEDE: Geheilte Hüftgelenksresektionen. Verh. dtsch. Ges. Chir. 1893 und 1877. Totale Handgelenksresection.
SSHEPELMANN: Die funktionelle Gelenkmobilisation. Beitr. klin. Chir. **108**, 585 (1917).
SCHMERZ: Über die Verwendung von Amnion als plastisches Interpositionsmaterial. Bruns Beitr. klin. Chir. **1911**, 73.
— Neuere Anschauungen über operative Gelenkmobilisation. Zbl. Chir. **1916**, 935.
SHIERS, L. P.: Arthroplasty of the knee. J. Bone Jt Surg. **42** B, 31 (1960).
SMITH-PETERSEN, M. N.: Arthroplasty of the hip. A new method. J. Bone Jt Surg. **21**, 269 (1939).
— Evolution of mould arthroplasty of the hip-joint. J. Bone Jt Surg. **30** B, 59 (1948).
TIETZE: Gelenktransplantationen. Mittlg. aus den Grenzgebieten d. Med. u. Chir. 1897. 3. Supplementband.
TUFFIER, M.: Resection chondro-plastique de la tête humeral pour fracture comm. Bull. Soc. Chir. Paris **27**, 492 (1901).
— Des greffes de cartilage et d'os humaine dans les resections articulaire. Bull. Soc. Chir. Paris **37**, 278 (1911).
URIST, M. R.: The principles of hip socket arthroplasty. J. Bone Jt Surg. **39** A, 786 (1957).
VALENTIN, B.: Geschichte der Orthopädie. Stuttgart: Thieme 1961.
VENABLE, C. S., STUCK: The effects on bone of the presence of metal, based on electrolyse. Ann. Surg. **105**, 6 (1937).
VERNEUIL, A. S.: Affection articulare genou. Arch. Med. **1863**, 284.
VÖLKER: Osteoplastische Resektionen des Ellenbogengelenkes. Dtsch. Z. Chir. **XII**, (1880).
VOGELER, K., REDENZ, E.: Bernhard Heines Versuche über Knochenregeneration. Sein Leben und seine Zeit. Berlin 1926.
WALLDIUS, B.: Arthroplasty of the knee, using an endoprothesis. Acta orthop. scand. Supp. **24**, (1957).
WEICHSELBAUM: Anatomische Untersuchung von drei geheilten Gelenkresektionen. Arch. klin. Chir. **16**, (1874).
WEGLOWSKY: Die Behandlung der Gelenkankylosen mittels Überpflanzung von Knorpelplatten. Zbl. Chir. **17**, 481 (1907).
WHITE, ANT.: Zit. nach VALENTIN. Geschichte der Orthopädie.
WITT, A. N.: Die operative Behandlung der Arthrosis deform. Langenbecks Arch. klin. Chir. **292**, 493 (1955).
WOLFF, J.: Arthrolyse. Dtsch. med. Wschr. **13**, **18** (1886).
— Über die Operation der Ellenbogengelenksankylose. Berl. klin. Wschr. **1895**, 933.

— Die Arthrolyse und die Resection des Ellenbogengelenkes. Arch. klin. Chir. **64**, 954 (1901).
Wolkowitch, N.: Über extrakapsuläre Resectionen. Dtsch. Z. Chir. Bd. LXXIV, H. 5—6.
Wrede: Experimentelle Gelenktransplantationen. Verh. dtsch. Ges. Chir. 1909.
Wullstein: Über den histologischen Befund einer durch Implantation eines Hautlappens experimentell ausgeführten Arthroplastik. Verh. dtsch. Ges. Chir. **1907**, 63.
Young, H. H.: Use of a hinged vitallium prothesis for arthroplasty of the knee. J. Bone Jt Surg. **45** A, 1627 (1963).

Plastische Eingriffe am Kiefergelenk

Von H. Günther und K. Schuchardt*

Plastisch-chirurgische Eingriffe am Kiefergelenk kommen hauptsächlich bei Luxationen und Ankylosen in Frage.

Die genetisch und funktionell verschiedenartigen Formen der Kiefergelenkluxationen können auf Grund der Untersuchungen von Dufourmentel und Axhausen in vier Gruppen eingeteilt werden:

1. Die fixierten Luxationen als Folge eines akuten Traumas (Schlag oder Sturz).

2. Die rezidivierende fixierte Luxation oder fixierte Reluxation.

3. Die habituelle *inkomplette* Luxation oder Subluxation bzw. die Diskusluxation, auftretend im meniskokondylären Raum, charakterisiert durch teilweises Verbleiben des Kopfes in der Gelenkbahn und oft durch das sog. terminale Gelenkknacken.

4. Die habituelle *komplette* Luxation, auftretend im meniskokondylären Raum; der Gelenkkopf verläßt bei der Mundöffnung die Gelenkpfanne und kehrt beim Kieferschluß wieder in seine Ausgangslage zurück.

Ein plastisch-chirurgischer Eingriff am Gelenk wird verhältnismäßig häufig bei der fixierten Reluxation vorgenommen. Die Verfahren der Verriegelung des Kiefergelenks von Konjetzny und Lindemann sind die ältesten dieser Art. Mit dem von Konjetzny auf dem Chirurgenkongreß 1921 veröffentlichten Verfahren wird durch die Diskusvorverlagerung die Luxation des Gelenkkopfes mit Sicherheit beseitigt. Der Erfolg wird allerdings mit dem Fehlen des Diskus im Gelenk bezahlt, wodurch die Gefahren der Arthrose, der deformierenden Arthropathie und schließlich der Ankylose heraufbeschworen werden.

Bei dem von Lindemann entwickelten Verfahren zur Verriegelung des Kiefergelenkes wird die Gelenkhöhle nicht eröffnet. Von dem zu flachen Tuberkulum wird ein kleiner Knochenspan derart abgespalten, daß er mit dem Periost verbunden bleibt. Der Span wird nach unten geklappt. Wenn sich dann mit der Zeit aus ihm eine genügend feste Knochenspange entwickelt hat, ist ein Vorrücken des Gelenkkopfes über den erhöhten Gelenkhöcker ausgeschlossen (Lindemann hat die Erfolge bei seiner Methode mit eindrucksvollen Röntgenbildern belegt).

---

* Vortragender: K. Schuchardt.

REHRMANN begnügt sich bei der Verriegelung des Kiefergelenkes nicht, wie LINDEMANN, mit dem ortsständigen Knochen des Tuberculum articulare, sondern implantiert einen relativ langen und dicken autogenen Knochenspan extrakapsulär auf und vor das relativ zu flache Tuberculum articulare.

BECK hat zur Verriegelung des Kiefergelenkes bei der fixierten Reluxation ein eigenes Verfahren entwickelt, bei dem intrakapsulär ein autogener Knochenspan auf den aufgerauhten Scheitel des Gelenkhöckers gelegt wird. BECK geht in der Indikationsstellung zu seinem Verfahren überraschend weit. Er will damit nicht nur Fälle von fixierter Reluxation des Kiefergelenkes behandeln (einer Indikation, der wir zustimmen könnten), sondern auch ausgewählte Fälle von habituellen Luxationen, „bei denen die Kieferöffnung von einem terminalen Knackgeräusch begleitet wird". Wir behandeln hingegen, wie auch CLEMENTSCHITSCH, die habituellen Luxationen und Subluxationen seit nahezu 30 Jahren ausschließlich mit kieferorthopädischen Mitteln. Bei Jugendlichen ist besondere Vorsicht mit operativen Eingriffen am Kiefergelenk geboten. Bei diesen kommt es häufig für eine Zeitlang zu habituellen Subluxationen des Kiefergelenkes. Nach ein paar Monaten haben sich diese meistens spontan gegeben. Aber auch bei Erwachsenen treten gelegentlich vorübergehend derartige Dysgnathien auf. Hierbei haben wir mit Gummizügen, die zwischen Drahtschienen, befestigt an Zähnen des Ober- und Unterkiefers, von unten mesial nach oben distal gespannt sind, und die für Wochen oder auch 2, 3 Monate täglich oder für Stunden getragen werden müssen, gute Dauererfolge erzielt. Der Zweck dieser Maßnahme ist, damit ein Umschleifen der „Reflexbahnen" zu bewirken, so daß sich gleichsam automatisch, d. h. ohne Einschaltung bewußter Bewegungsvorgänge, wieder eine physiologische Gelenkbahnführung einspielt.

Die Erfolge, die wir mit einer systematisch betriebenen, kieferorthopädischen Behandlung und gelegentlich zusätzlichen kleinen extraartikulären Eingriffen bei der Behandlung der Kiefergelenkstörungen, insbesondere bei habituellen Luxationen erzielen konnten, haben uns dazu veranlaßt, zurückhaltend zu sein bei der Indikationsstellung zu plastischen Eingriffen am Kiefergelenk, aber auch vorsichtig bei der Beurteilung von anderweitig berichteten Erfolgen. Lediglich einen einfachen, aber nützlichen intraoralen Eingriff, die vertikale, ovaläre Exzision von Schleimhaut und Muskulatur (aus dem Vorderrand des M. masseter) nach HERRMANN wenden wir ab und zu an.

Es dürfte in diesem Zusammenhang von Interesse sein, daß wir in den letzten 10 Jahren in der Nordwestdeutschen Kieferklinik nicht ein einziges Mal genötigt waren, eine plastisch-chirurgische Operation am Kiefergelenk zur Beseitigung von habituellen Kiefergelenkluxationen vorzunehmen.

Plastische Eingriffe zur Beseitigung von Kiefergelenkankylosen werden nicht nur im engen Bereich des Kiefergelenkes selbst, sondern auch abseits davon am aufsteigenden Ast, gegebenenfalls sogar im Bereich des Kieferwinkels, durchgeführt. Es handelt sich dabei z. T. um Eingriffe, mit denen führende Chirurgen schon um die Mitte des vorigen Jahrhunderts begonnen haben, um die Kiefergelenkankylose mit ihren quälenden Folgen: der Behinderung der Mundöffnung, der Sprache, der Nahrungsaufnahme, dem beschleunigten kariösen Verfall der Zähne, zu beseitigen. Ich erinnere an die Verfahren, die v. DIEFFENBACH 1841 veröffentlichte, und auch an die Publikationen von ESMARCH (1860), GRUBE (1863).

Es ist mit Recht als ein Fortschritt in der Behandlung der Kiefergelenkankylose angesehen worden, daß HUMPHREY 1854 als erster eine Kiefergelenkresektion durchführte. Sie wurde im deutschen Sprachraum erst durch die Veröffentlichung von KÖNIG 1878 gebührend gewürdigt. v. BERGMANN benutzte als erster die Resektion des oberen Teiles des aufsteigenden Unterkieferastes zur Beseitigung einer Kiefergelenkankylose.

Viel Mühe wurde in der Folgezeit darauf verwendet, zuverlässige Methoden zu entwickeln, die bindegewebigen und knöchernen Verwachsungen des Gelenkkopfes und des Processus articularis mit der Gelenkpfanne und der Schädelbasis zu beseitigen und dabei in möglichst schonender Weise zugleich eine neue Gelenkpfanne und einen neuen Gelenkkopf zu bilden. Dieses lassen insbesondere die Bemühungen DUFOURMENTELS, AXHAUSENS, PICHLERS, TRAUNERS u. a. erkennen. Bei der Nearthrosenbildung wurde von AXHAUSEN, dessen Technik SCHUCHARDT als sein Assistent kennenlernte, der Umriß des neu zu bildenden Kiefergelenkkopfes auf dem freigelegten Kiefermassiv markiert, mit Lindemannbohrern ausgeschnitten und schließlich mittels Fräsen Flächen und Ränder der neu gebildeten Gelenkpfanne sorgfältig geglättet. Es war dieses im Prinzip das Verfahren der schonenden Gelenkneubildung, wie es in ähnlicher Weise seit den dreißiger Jahren von vielen maßgebenden Kieferchirurgen und anderen angewendet wurde.

Meinungsverschiedenheiten gab es schon damals im wesentlichen nur in der Frage, mit welchem in den neuen Gelenkspalt eingelagerten körpereigenem Gewebe: Fett, Faszie, Derma und Muskelgewebe, gestielt bzw. frei transplantiert, man am besten der Rezidivgefahr vorbeugen könne. AXHAUSEN sah in der frei transplantierten Faszie das „ideale Interpositionsmittel“, DUFOURMENTEL und GINESTET gaben schon frühzeitig dem autogenen Rippenknorpel den Vorzug. Auch heute noch wird der Knorpel von vielen erfahrenen Chirurgen bei der Gelenkneubildung bevorzugt. ESCHLER sieht einen erheblichen Vorteil darin, den autogenen Rippenknorpel in dünnen Scheiben übereinandergeschichtet als Interpositionsmaterial zu verwenden. ESCHLER betont insbesondere, daß die Patienten bei der schon am 4. Tage nach der Operation einsetzenden Übungsbehandlung keine

Schmerzen haben und berichtet, daß alle 24 Patienten, die während der letzten 10 Jahre an seiner Klinik operiert wurden, rezidivfrei geblieben sind.

REHRMANN hat bei einseitigen Kiefergelenkankylosen seit 1953 aufgrund unbefriedigender Ergebnisse nach schonenden Resektionen im Sinne einer Arthroplastik nach DUFOURMENTEL diese aufgegeben und stattdessen die radikale Resektion vorgenommen. Er unterscheidet drei Schweregrade je nach dem Ausmaß der bindegewebigen oder knöchernen Verwachsung des Gelenkkopfes, des Gelenkhalses oder des aufsteigenden Astes mit der Gelenkpfanne bzw. der Schädelbasis, wodurch das Ausmaß der Knochenresektion bestimmt wird. REHRMANN berichtet über befriedigende Ergebnisse bei nachuntersuchten Patienten.

Wir halten nach unseren Erfahrungen derartig weitgehende Eingriffe nicht für erforderlich und legen Wert darauf, daß der Gelenkfortsatz so geformt und erhalten wird, daß eine gewisse Abstützung der betroffenen Unterkieferhälfte zur neugebildeten Gelenkpfanne bzw. zur Schädelbasis verbleibt. Nach Abtrennung des deformierten Gelenkkopfes mittels Lindemannbohrer formen wir den Processus condyloideus spitzkegelförmig zu. Zwischen der neugebildeten Gelenkpfanne und dem zugespitzten Ende des Proc. cond. haben wir früher Fascia lata interponiert. Der Kiefer wurde dann mit einem in die Zahnreihe eingeklemmten Block aus selbsthärtendem Kunststoff in maximaler Öffnung für etwa 2 Wochen ruhiggestellt. Danach wurde eine systematische Nachbehandlung mit einem Spreizapparat durchgeführt. Einen in dieser Weise behandelten Fall zeigen die Abb. 1—8.

Der als Beispiel gezeigte Behandlungsfall ist auch hinsichtlich der Korrekturoperationen interessant. In der Regel wird bei im Kindesalter entstandenen und operierten einseitigen Ankylosen eine typische Asymmetrie des Gesichts beobachtet, die auf dem ungleichen Wachstum der beiden Unterkieferhälften beruht. Sie kommt dadurch zustande, daß die gesunde Unterkieferhälfte sich normal entwickelt, während die operierte Seite im Wachstum zurückbleibt. Auf diese Weise kommt eine Abflachung der gesunden Gesichtsseite mit Verschiebung des Kinns zur kranken Seite zustande. Die Korrektur besteht darin, daß von einem intraoralen Schnitt im Mundvorhof die Kinnpartie freigelegt wird, die untere Hälfte durch horizontale Osteotomie abgetrennt und zur gesunden Seite hin verschoben wird. Die Fixation des Kinnteils am Unterkieferkörper wird mittels Drahtnähten vorgenommen. Durch diesen einfachen Eingriff läßt sich in der Regel eine befriedigende ästhetische Verbesserung erzielen.

Die Gelenkneubildung muß in der Regel ergänzt werden durch eine Übungstherapie, mit der die operativ gewonnene Beweglichkeit der Nearthrose erhalten und möglichst noch verbessert werden soll. DUFOURMENTEL war in dieser Hinsicht richtungweisend und anregend. An seiner

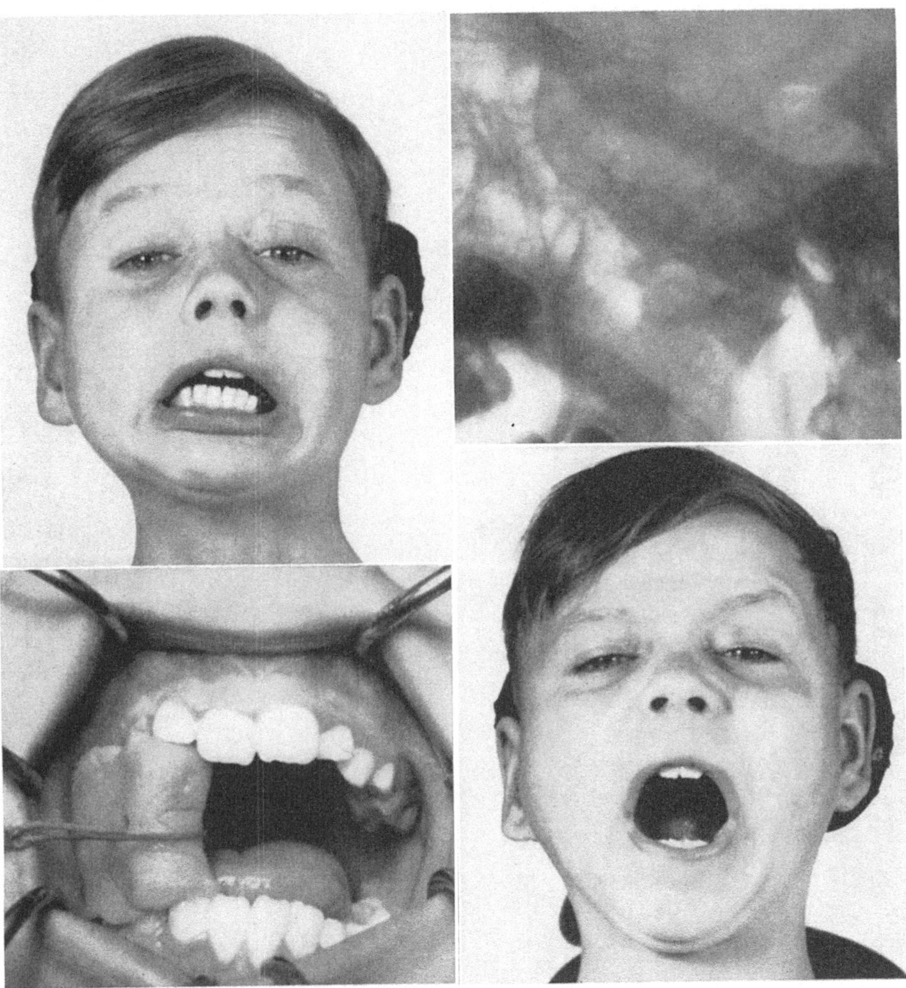

Abb. 1 (links oben). 13jähriger Junge, bei dem sich kurz nach der Geburt infolge einer eitrigen Mittelohrentzündung eine Kiefergelenkankylose entwickelt hatte. Mundöffnung 3 mm Schneidekantendistanz

Abb. 2 (rechts oben). Breitbasige Verwachsung von Processus condyloideus und coronoideus mit der Schädelbasis

Abb. 3 (links unten). Mundöffnung unmittelbar nach Beseitigung der Ankylose durch Formung eines zugespitzten Gelenkfortsatzes und Interposition von Fascia lata. Zur Ruhigstellung des Unterkiefers bei maximaler Mundöffnung wurde ein Kloß selbsthärtenden Kunststoffs zwischen die Zahnreihen geklemmt

Abb. 4 (rechts unten). Normale Mundöffnung 16 Tage nach der Operation

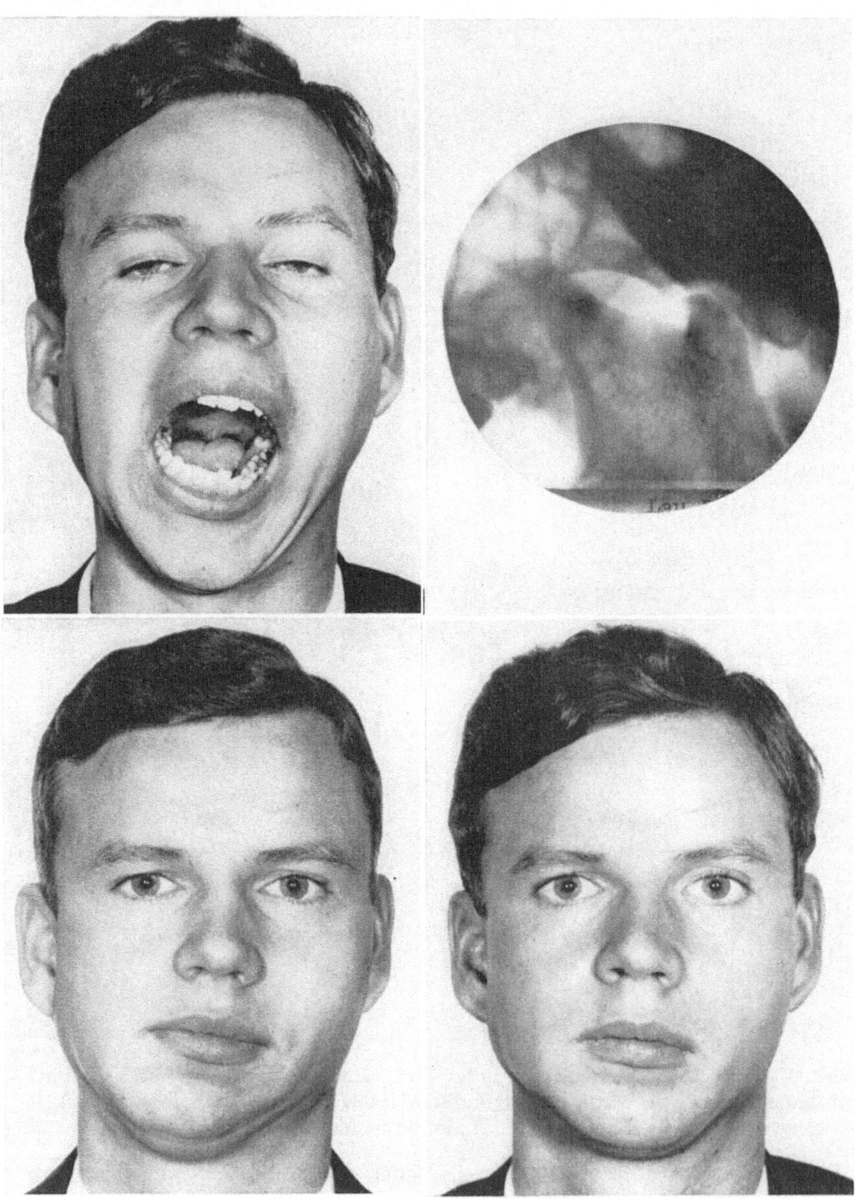

Abb. 5 (links oben). Unverändert gute Mundöffnungsmöglichkeit 17 Jahre nach der Operation

Abb. 6 (rechts oben). Röntgenbefund 17 Jahre nach der Operation

Abb. 7 (links unten). Typische Deformierung des Gesichts infolge rechtsseitiger Ankylose im Kindesalter. Verschiebung des Kinns nach der kranken Seite und „Abflachung" der gesunden Gesichtshälfte

Abb. 8 (rechts unten). Gesichtskorrektur durch Verschiebung des Kinns durch intraoral durchgeführte Osteotomie

Klinik wurde ein von DARCISSAC entwickelter Spreizapparat verwendet. Auch STEINKAMM hat etwa zur gleichen Zeit eine brauchbare Kieferspreize konstruiert.

Einen Fortschritt in der Nachbehandlung brachten auch die von ANDRESEN und HÄUPL entwickelten kieferorthopädischen Apparate, die als Monoblock bzw. Aktivatoren bezeichnet wurden. Die von SCHUCHARDT entwickelte Federspreize hat gegenüber den meisten anderen Spreizen den Vorzug, daß durch sie der neugebildete Gelenkkopf bzw. der entsprechend zugerichtete Stumpf des Gelenkfortsatzes aus der neugebildeten Pfanne herausgezogen wird. Wir sind der Meinung, daß wir einen Teil der befriedigenden Ergebnisse, die wir an der Nordwestdeutschen Kieferklinik bei der Behandlung von Patienten mit einseitiger und doppelseitiger Kiefergelenkankylose erzielt haben, zum guten Teil der sorgfältigen Nachbehandlung mit der Federspreize zu verdanken haben.

Nach unseren jüngsten Erfahrungen kann man in manchen Fällen die Spreizbehandlung erheblich einschränken, wenn man, wie wir es bereits seit 3 Jahren routinemäßig machen, eine Saugdrainage in die Operationshöhle bringt und den Patienten schon vom 3. oder 4. Tage postoperativ an die Mundöffnungs- und Schließbewegung systematisch üben läßt.

Summary

In plastic surgical operations at the temporomandibular joint special anatomical functions of this joint must be considered. Indications for an operation are mostly given by dislocations and ankyloses. After showing the different dislocations of the temporomandibular joint and the most significant surgical treatments it is emphasized that in most of the cases conservative orthopaedic procedures are fully successful. Of much more importance are plastic surgical methods in order to eliminate ankyloses of the temporomandibular joint. After a short historical survey modern methods are discussed and finally the procedures specially favoured by the authors are described. The results are so convincing that it seems only justified to abandon the further, mostly intricated ways, more so, as these ankylosis operations had a relativ high share of unsuccessfulness.

Literatur

AXHAUSEN, G.: Dtsch. Z. Chir. (1931).

v. BERGMANN, E.: Arch. klin. Chir. **45**, 664 (1893).

CALATRAVA, L.: Fortschr. Kiefer- u. Gesichtschir. **6**, 160 (1960).

DARCISSAC: Zit. bei DUFOURMENTEL.

v. DIEFFENBACH, J. F.: Zit. bei GRUBE.

DUFOURMENTEL, L.: Bull. Soc. nat. Chir. (1929); Fortschr. Zahnheilk. **6**, 191 (1930).

ESCHLER, J., SCHILLI, W.: Fortschr. Kiefer- u. Gesichtschir. **12**, 95 (1967).

GRUBE, W.: Arch. klin. Chir. **4**, 168 (1863).

König, F.: Dtsch. Z. Chir. **10**, 26 (1878).
Konjetzny, G. E.: Arch. klin. Chir. **116**, 681 (1921).
Lindemann, A.: Öst. Z. Stomat. **53**, 169 (1956).
Pichler, H., Trauner, R.: Mund- u. Kieferchir. **2**, 576 (1948).
Rehrmann, A.: Zbl. Chir. **81**, 520 (1956); Fortschr. Kiefer- u. Gesichtschir. **12**, 64 (1967).
Schuchardt, K.: Zahnärztl. Welt **11/12** (1946); Bier-Braun-Kümmell, Bd. 2, 258 (1957).
Trauner, R.: Dtsch. Zahn-, Mund- u. Kieferheilk. **9**, 369 (1953).
—, Wirth, F.: Fortschr. Kiefer- u. Gesichtschir. **6**, 154 (1960).

Prof. Dr. H. Günther
2 Hamburg 36
Colonnaden 9

Prof. Dr. K. Schuchardt
Nordwestdeutsche Kieferklinik
im Univ.-Krankenhaus Eppendorf
2 Hamburg 20
Martinistr. 52

Gelenkplastiken an Schulter, Ellenbogen, Hand und Fuß

Von H. Mittelmeier

Das Substrat der Gelenkplastik sind auch an Schulter, Ellenbogen, Hand und Fuß — wie an den anderen Körpergelenken — mehr oder weniger weitgehende Gelenkdestruktionen mit meist schmerzhafter Bewegungseinschränkung. Es handelt sich hauptsächlich um die Folgezustände von Osteonekrosen und verschiedenartigen Gelenkentzündungen, um Arthrosen, traumatische Schäden und Epiphysentumoren. Das Ziel der Gelenkplastiken ist auch hier die Wiederherstellung einer möglichst umfangreichen schmerzfreien Bewegungsfunktion. Hierzu stehen verschiedene Verfahren zur Verfügung, insbesondere die klassische Resektions-Interpositionsplastik, die meist homoioplastische Gelenktransplantation und die Alloarthroplastik.

Die Grundprinzipien der *klassischen Gelenkplastik* sind dabei die von Moreau (1805) inaugurierte Resektion der Kondylen und die durch Ollier (1878 bis 1890) sowie Helferich (1893) eingeführte Weichteilinterposition, die hauptsächlich von Murphy (1902), Quenu (1902 bis 1905) sowie Kirschner u. Payr (1913 bis 1934) als Fascieninterpositionsplastik, von Lexer (1906) als freie Fettlappeninterpositionsplastik sowie von Codivilla (1905) und Colonna als Kapselinterpositionsplastik ausgebaut worden ist. Die gleichfalls schon von Lexer durchgeführte *Homoioplastik*, die bei uns nur selten geübt wird, hat neuerdings vor allem in osteuropäischen Ländern eine bedeutende Renaissance erfahren (Wolkow, Boytschew), deren Langzeitergebnisse aber noch abzuwarten sind. Vor allem aber hat in den beiden letzten Jahrzehnten die Entwicklung der *Alloplastik mit Vitallium-Endoprothesen* unsere Wiederherstellungsmöglichkeiten gerade an der Schulter und am Ellenbogen wesentlich bereichert. Die Entwicklung ist erfreulicherweise wieder sehr in Fluß gekommen und augenblicklich konkurrieren die verschiedenen Methoden miteinander. Wahrscheinlich werden es erst die zukünftigen Erfahrungen ermöglichen, die Indikationsstellungen für die verschiedenen Methoden an den einzelnen Gelenken und bei den verschiedenartigen Gelenkschäden genauer festzulegen.

An der *Schulter* können zunächst die beiden Schultergürtelgelenke, das Sterno-Claviculargelenk und das Acromio-Claviculargelenk, zur plastischen Intervention zwingen. Am *Sterno-Claviculargelenk* ist hierzu eine Resektionslücke von 1 cm zu schaffen, die dann entweder mit einem ventralen Kapsellappen oder auch einem freien Fettgewebslappen zu füllen ist. Dabei muß aber tunlichst auf die Erhaltung der Bandverbindungen geachtet werden, um die sonst auftretenden und sehr störenden ventralen Luxationszustände

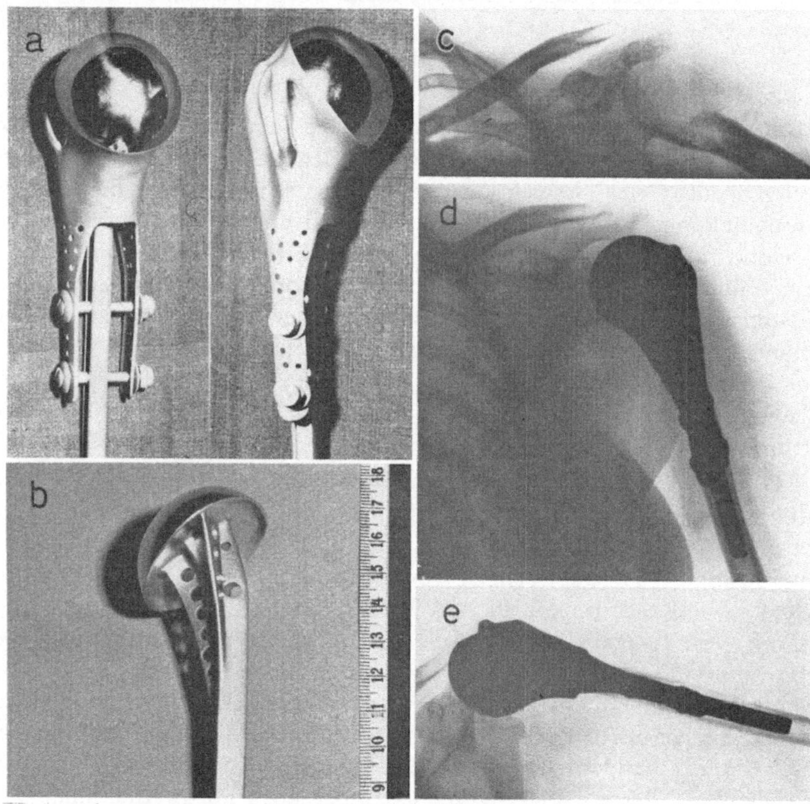

Abb. 1. (a) Alloplastik der Schulter mit Vitallium-Endoprothesen nach VENABLE zum Ersatz des ganzen Humeruskopfes und der Metaphyse sowie (b) nach NEER bei Schäden der oberflächlichen Kopfschicht, (c) Destruktion des Humeruskopfes durch Riesenzelltumor, (d/e) nach Ersatz durch Endoprothese. (Prothesenhersteller: Howmett-Corp.)

der Clavicula zu vermeiden. Bei bereits bestehender Luxation ist unbedingt eine zusätzliche Bandplastik indiziert.

Am *Acromio-Claviculargelenk* ist gleichfalls unter Erhaltung des Ligamentum acromio-claviculare inferius und des Ligamentum coraco-claviculare eine Resektionslücke von 1 cm Breite zu schaffen. In diese kann entweder ein gestielter cranialer Kapsellappen oder ein Fettgewebslappen eingefügt werden. Bei präexistenten Luxationszuständen ist der Wiederherstellung des Gelenks unbedingt eine Plastik des Ligamentum coraco-claviculare, evtl. mit Schraubensicherung nach BOSWORTH, vorauszuschicken.

Mit den dargelegten Methoden lassen sich die beiden Schultergürtelgelenke in subjektiv und funktionell befriedigender Weise wieder herstellen.

Für das *Humero-Scapulargelenk* hat LEXER die *Fettlappeninterpositionsplastik* angegeben. Die von ihm in seiner Monographie über „Wiederherstellungschirurgie" dargestellten Fälle zeigen auch eine ausreichende passive Beweglichkeit. Die dargestellte aktive Bewegungsfunktion von etwa 40° Abduktion befriedigt indessen nicht. Auch muß man auf Grund

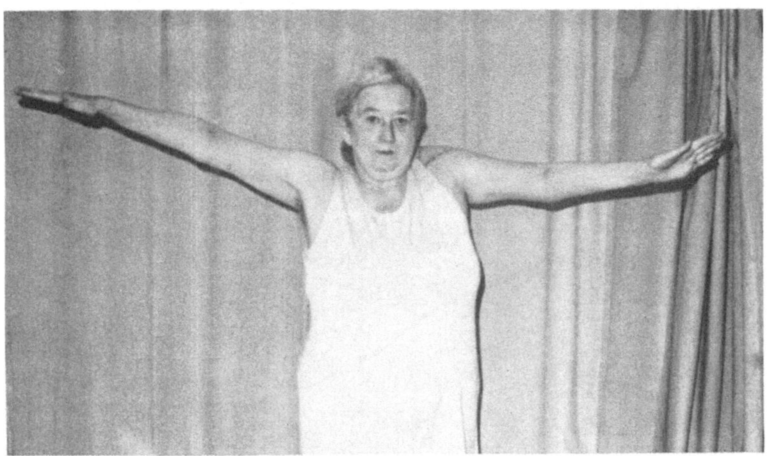

Abb. 2. Funktionelles Ergebnis nach Schultergelenksplastik bei 67jähriger Frau wegen veralteter subkapitaler Luxationsfraktur

der postoperativen Röntgenbilder Zweifel an einer anhaltenden Beschwerdefreiheit äußern. Wir können heute wohl feststellen, daß die klassische Interpositionsplastik am Schultergelenk nicht überzeugt hat. Verständlicherweise ist deshalb lange Zeit die Schulterarthrodese vorgezogen worden (M. LANGE, WITT u. a.), die vermittels der Scapularbewegung auch eine aktive Abduktionsfähigkeit von etwa 50° ermöglicht, dabei aber zuverlässige Schmerzfreiheit gewährleistet.

Eine autoplastische Wiederherstellung ist allenfalls noch bei Tumoren oder Luxationsfrakturen mit weitgehender Erhaltung des Gelenkknorpels als *subchondrale Spongiosaplastik* mit guter Funktion möglich.

Die Ergebnisse des *homoiplastischen Knorpelersatzes bzw. der Humeruskopftransplantation* sind unseres Erachtens noch nicht dauerhaft zu beurteilen.

Einen wesentlichen Fortschritt hat hier aber die *Alloplastik* gebracht. Von der Verwendung der Hüftkopfprothesen nach Judet aus Polyacrylharz (Lange, Witt) sind wir wieder abgekommen. Es besteht dabei doch die Gefahr der Luxation, weil die Form der Prothese eine Resektion der Tubercula verlangt und damit die Rotatorenmanschetten die Gelenkstabilität nicht mehr gewährleisten können. Die Luxationsgefahr kann aber mit den neuen, speziell für den Humeruskopfersatz entwickelten Vitallium-Endoprothesen von Krueger (1951) und Neer (1955) vermieden werden, weil dabei eine Reinsertion der Sehnenmanschetten an Ösen der Prothese oder bei Er-

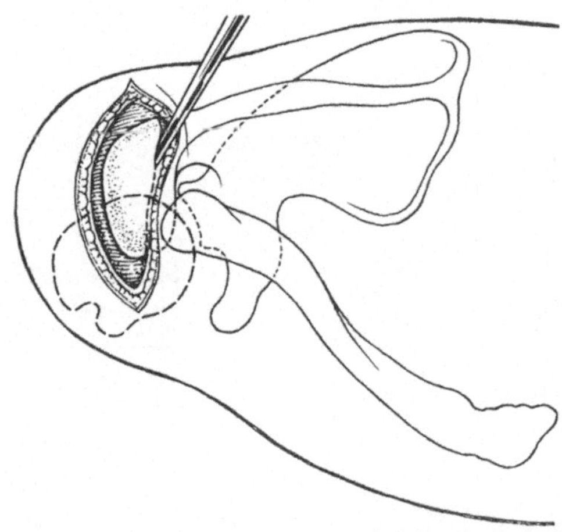

Abb. 3. Sogenannte Acromioplastik nach Smith-Petersen bei extraartikulärer Schultersteife (Schema mit Blick auf die Schulter von oben). Das Acromion wird knapp lateral des Acromio-Claviculargelenkes reseziert, so daß das Tuberculum majus bei Abduktion wieder medialwärts gleiten kann. Indikation: Veraltete Abrißfraktur des Tuberculum majus mit Tuberculumhochstand, Periarthrosis

haltung der Tubercula möglich ist. Beispielsweise verrichtet eine 34jährige Patientin, die an einem Riesenzelltumor der Humerusepiphyse litt, nunmehr 3 Jahre nach der Operation bei guter aktiver Beweglichkeit praktisch beschwerdefrei ihre volle Hausarbeit.

Besonders möchte ich aber noch darauf hinweisen, daß die Bewegungseinschränkungen der Schultergelenke nur teilweise intraartikulärer Natur sind und vielfach — insbesondere nach Periarthritis humero-scapularis oder Traumen — auf einer *peritendinös-subacromialen Behinderung* beruhen. In diesen Fällen ist die sog. „*Arcromioplastik*" nach Smith-Petersen (1943) zu empfehlen, die allein in einer weitgehenden Resektion des Acromion und der Bursa subacromialis besteht, so daß die Manschette der Außenrotatoren und das Tuberculum majus wieder frei spielen können.

Kurz möchte ich hier auch noch auf die *Teilplastik des vorderen Pfannenrandes* bei der habituellen Schulterluxation eingehen. Bei dieser Gelenkschädigung besteht an der Pfanne meistens eine die Luxation begünstigende ventro-caudale Gleitrinne. MOSELEY hat hierfür 1947 eine anschraubbare Vitallium-Pfannenrandprothese mit Fadenlöchern für die Kapselraffung nach BANKART angegeben. Wir ziehen hier aber die Operationsmethode von M. LANGE mit subchondraler Anhebung des deformierten vorderen

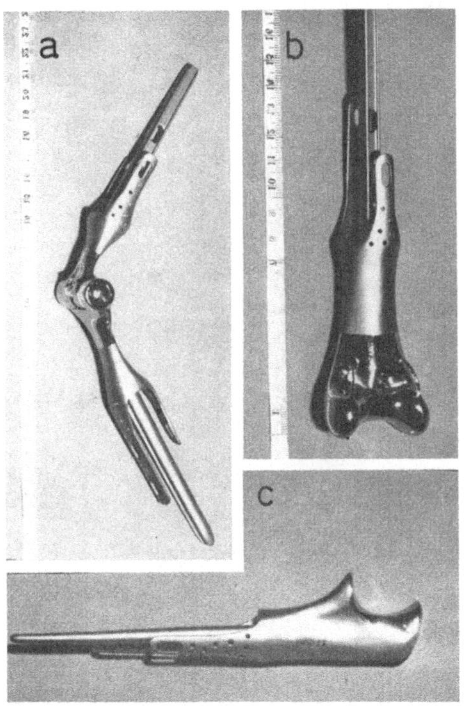

Abb. 4a—c: Endoprothesen für Ellenbogenarthroplastik aus Vitallium nach VENABLE sowie BRAV u. Mitarb. a Totalprothese, b distale Humerusprothese, c proximale Ellenprothese. (Hersteller: Howmett-Corp.)

Pfannenrandes und Knochenspaneinpflanzung (in Verbindung mit Kapsel- und Subscapularisraffung) vor.

Am *Ellenbogengelenk* hat sich die klassische Resektions-Interpositionsplastik bis auf den heutigen Tag gehalten, sei es in der Form von OLLIER, der 1882 bereits über 106 Fälle berichten konnte, wobei die Humeruskondylen zur Hälfte und das proximale Ulnaende sowie das Radiusköpfchen völlig reseziert werden, oder in der Form von LEXER, PAYR, HASS, M. LANGE u. a. unter Erhaltung der Ellenbasis. Die Operation wird mit dorsalem Zugang unter temporärer Tenotomie des Triceps brachii und temporärer Ablösung der Seitenbänder durchgeführt. Zur Interposition wird im allgemeinen Oberschenkelfascie verwendet; Lexer empfahl insbesondere frei transplantierte Fettlappen. Zur Erhaltung der Gelenkführung und Vermeidung eines Schlottergelenkes müssen die epikondylären Muskelansätze erhalten und wenn möglich die Seitenbänder reinse-

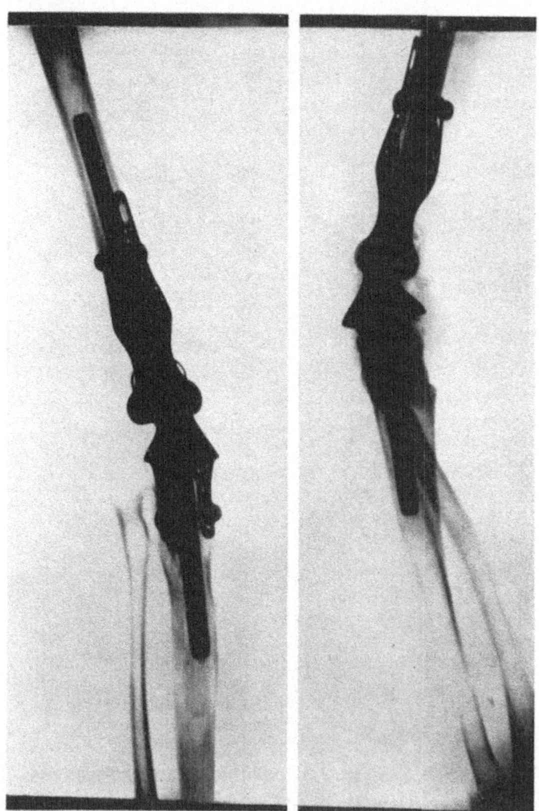

Abb. 5. Röntgenbild nach Ellenbogen-Total-Alloplastik

riert werden. Herbert hat bei einer größeren Zahl von Fällen bei 64% Beschwerdefreiheit, bei 32% aber doch Belastungsbeschwerden und bei 4% Dauerschmerzen festgestellt. Hurri u. Mitarb. fanden 1964 bei der Nachuntersuchung von 71 Polyarthritisfällen je nach Größe der Resektionslücke Bewegungsausmaße von durchschnittlich 78° (Methode Hass) und 104° (Methode Ollier-Herbert).

Auch am Ellenbogen konkurrieren nun aber mit der klassischen Plastik die *Vitallium-Endoprothesen*, die für dieses Gelenk hauptsächlich von

Venable (1952) sowie Brav, McFaddin u. Müller (1958) angegeben wurden. Sie ermöglichen sowohl den Ersatz des distalen Humerusendes als auch des proximalen Ellenanteils und sind ebenso zum Totalersatz des Gelenkes als Scharniergelenksprothese erhältlich. Mit den Teilprothesen kann man nach eigener Erfahrung gute funktionelle Resultate erzielen. Zur Sicherstellung einer einwandfreien Gelenkführung ist aber bei der Hu-

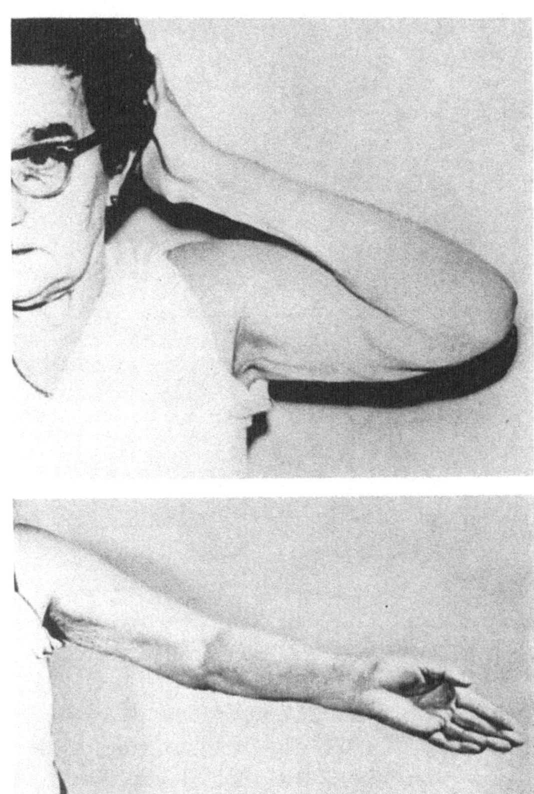

Abb. 6. Funktionelles Ergebnis nach Ellenbogenarthroplastik wegen suprakondylärer Pseudarthrose und Ellenbogenarthrose

merusendoprothese auf die Reinsertion der seitlichen Unterarmursprünge zu achten. Die Totalprothesen ergeben von sich aus eine besonders gute Gelenkführung, können sich jedoch bei osteoporotischen Knochenverhältnissen lockern.

Bei Destruktion des *lateralen Humerus-Condylus*, beispielsweise durch einen Tumor, kann ein *autoplastischer Ersatz mit dem proximalen Fibulaende* erfolgen. Damit ist vor allem eine Reinsertion der lateralen Unterarmstreckmuskulatur möglich, wodurch die bei alleiniger Resektion drohende seitliche Schlotterbeweglichkeit des Ellenbogengelenkes zu vermeiden ist.

An der Elle kann bei Tumoren, die den Gelenkknorpel noch nicht zerstört haben, die *subchondrale autoplastische Span- und Spongiosaplastik* versucht werden. Von Wolkow, Boytschew u. a. wird der Ersatz des distalen Humerusende bzw. der proximalen Elle auch mit kältekonservierten *homoioplastischen Transplantaten* mit erstaunlich gutem Frühergebnis durchgeführt. Über eigene Erfahrungen mit homoioplastischen Transplantaten verfüge ich leider nicht.

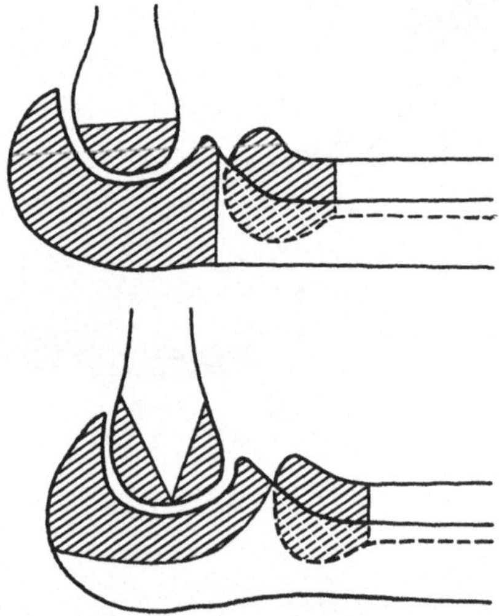

Abb. 7. Resektionsschema für die klassische Ellenbogenarthroplastik mit Fascien- bzw. Fettlappenplastik. (Nach Preston)

Bei isolierter *Zerstörung des Radiusköpfchens bzw. des proximalen Radio-Ulnargelenkes* mit schmerzhafter Einschränkung der Unterarmdrehbeweglichkeit kann eine plastische Zurichtung des Radiusköpfchens und eine Deckung desselben mit Fascie erfolgen. Einfacher und wenigstens gleichwertig ist unseres Erachtens die *Resektion* des Radiusköpfchens ohne weitere plastische Maßnahmen. Carr u. Howard haben 1951 aber auch *Vitalliumprothesen zum Ersatz des Radiusköpfchens* angegeben, die eine bessere Seitenstabilität des Gelenkes schaffen. Ihr Einsetzen in genau axialer Richtung und unter Erhaltung der Funktionstüchtigkeit des Ligamentum annulare ist aber schwierig.

Im *Handgelenksbereich* sei zunächst auf die Wiederherstellung der Funktion des *distalen Radio-Ulnargelenkes* eingegangen. Hier besteht ebenfalls die Möglichkeit der Resektion der Gelenkfläche des Ellenköpfchens mit Fascienüberzug oder Fettlappeninterposition. Bei den oft gleichzeitig bestehenden Subluxationszuständen muß aber zudem auch eine *Bandfesselung* der Elle erfolgen. Weniger schwierig und hinsichtlich der Wiederherstellung freier Unterarmdrehbeweglichkeit zuverlässiger ist aber die einfache *Resektion* des Ellenköpfchens. Bezüglich weiterer Einzelheiten darf ich auf die Arbeit von D. HOHMANN (1964) verweisen.

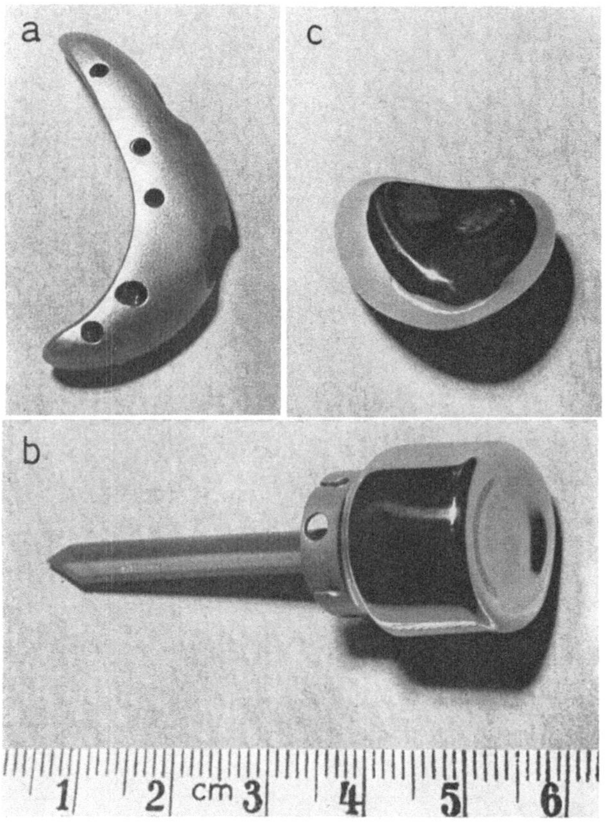

Abb. 8a—c. Vitallium-Endoprothesen, a zur Wiederherstellung und Verbesserung des vorderen Schulterpfannenrandes bei habitueller Schulterluxation (MOSELEY), b zum Ersatz des Radiusköpfchens, c Lunatum-Endoprothese. (Hersteller: Howmett-Corp.)

Zur Wiederherstellung des *Radiokarpalgelenkes* gibt es verschiedene Möglichkeiten. Bei den häufigen Navicularveränderungen durch Pseudarthrosen, partiellen Osteonekrosen und sekundäre Arthrosen besteht zunächst die Möglichkeit der Resektion des proximalen Navicularanteiles oder auch des Processus styloideus (BARNARD-STUBBINS). Für die meistens osteonekrotisch bedingte Deformation des Mondbeins besteht auch die

Möglichkeit der *Mondbeinexstirpation* (Partsch). Sofern die Resektionen bzw. Exstirpationen die arthrotisch veränderten Gelenkanteile erfassen, sind die Ergebnisse durchaus zufriedenstellend.

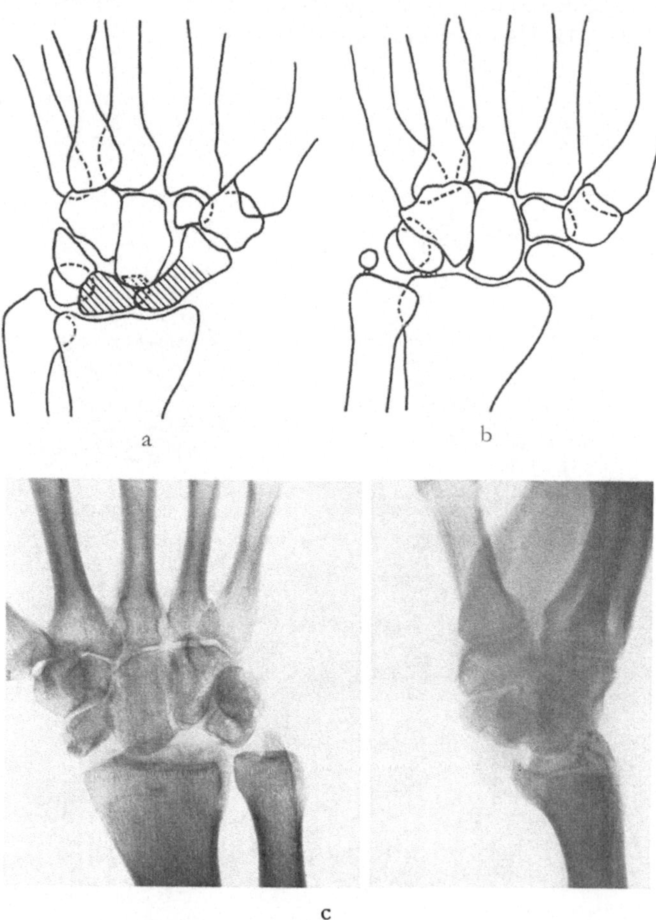

Abb. 9a—c. Handgelenksresektionsteilplastik nach Steinhäuser. a Schema der Resektion (schraffierte Knochenanteile), b Adaptation des Handgelenkes nach erfolgter Resektionsplastik, c Röntgenbild nach Steinhäuserscher Operation (in eigener Modifikation mit zusätzlicher Resektion des Processus styloideus und Kapselinterposition)

Von Legge (1951) und Metcalfe (1954) ist der Versuch unternommen worden, das *Naviculare* durch eine *Vitallium-Endoprothese* zu ersetzen. Die Methode hat sich jedoch nicht verbreitet.

In analoger Weise ist von Fett (1952) der Versuch unternommen worden, das *Mondbein* durch eine *Vitallium-Endoprothese* zu ersetzen. Gleichzeitig hat M. LANGE zum Ersatz des Mondbeines *Plexiglas-Endoprothesen* entwickelt, die in verschiedenen Formen vorrätig sein müssen, um eine formschlüssige Einpassung zu ermöglichen. Mein Doktorand FARIS hat 1964 am Krankengut der Berliner Orthopädischen Univ.-Klinik (A. N. WITT) sieben Fälle mit Lunatum-Endoprothesen mehrere Jahre nach der Operation nachuntersuchen können und überwiegend gute Ergebnisse festgestellt. Es besteht bei der Methode aber primär die *Gefahr der Prothesenluxation* und einer damit verbundenen Medianusdruckschädigung. Das Gelenk darf erst nach fester narbiger Einheilung der Prothese in das Handwurzelgefüge stärkeren Belastungen ausgesetzt werden.

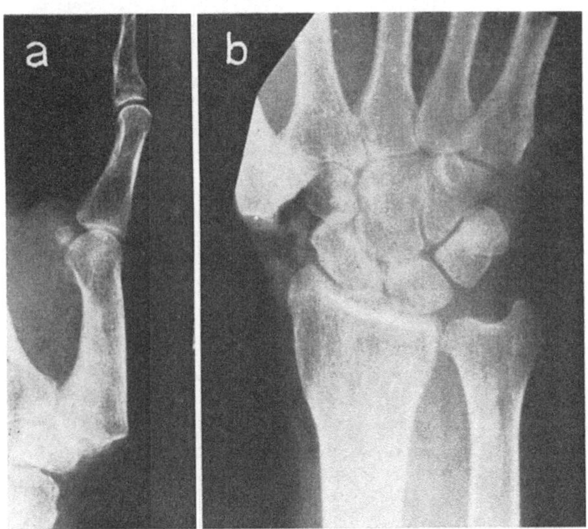

Abb. 10a—b. Plastik der Daumenwurzel. a Schwere Daumensattelgelenksarthrose, b nach Exstirpation des Os multangulum majus

Für Veränderungen zwischen Radius und Naviculare sowie Mondbein eignet sich auch die *Handgelenksplastik nach* STEINHÄUSER (1967), bei der die proximalen zwei Drittel des Os naviculare und das ganze Mondbein reseziert werden, so daß sich das Os capitatum der Radiusbasis gegenüberstellt. Wir haben die Methode — mit zusätzlicher Interposition der volaren Gelenkkapsel im Bereich der Navicularresektion — inzwischen bei einer Reihe von Fällen mit zufriedenstellendem Erfolg verwendet.

Bei *schweren Destruktionen* des Handgelenkes bleibt schließlich nur noch die *ausgedehnte klassische Resektions-Interpositionsplastik* mit Entfernung der ganzen proximalen Handwurzelreihe und evtl. Kürzung der distalen Enden von Radius und Ulna, wobei durchaus zufriedenstellende Ergebnisse verzeichnet werden können.

Bei einem älteren Winzer war ich vor 4 Jahren gezwungen, das schwer tuberkulös zerstörte Handgelenk nahezu vollständig zu resezieren, ohne wegen der akuten Entzündung eine Interpositionsplastik vornehmen zu können. Der Pat.

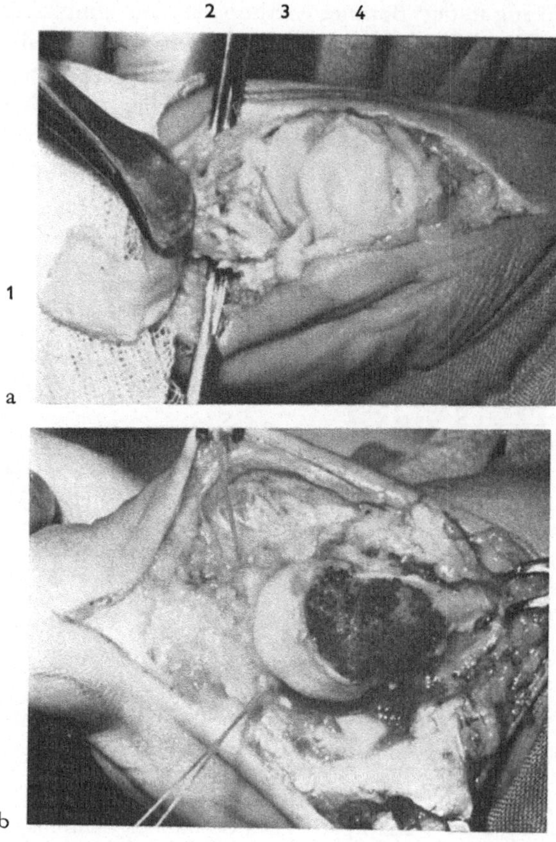

Abb. 11a—d. Resektions-Interpositionsplastik des Großzehengrundgelenkes nach BRANDES mit Kapselinterposition. a Operationssitus nach Gelenkeröffnung, 1. distal gestielter Kapsel-Periostlappen; 2. Basis der Grundphalanx, mit kleinen Phalangenhebeln gesichert, Meißel zur Resektion angesetzt; 3. Metatarsalköpfchen; 4. Metatarsalköpfchenexostose. b Operationssitus nach Interposition des Kapsellappens (1); Metatarsalköpfchen (2); Resektionsfläche der Exostose (3). c Spreizfuß mit Hallux valgus rigidus (durch Großzehengrundgelenksarthrose) und Krallenzehen. d Nach Großzehengrundgelenksplastik (BRANDES) und Krallenzehenoperation (II) (HOHMANN)

verrichtet aber heute seine ganze Arbeit ohne wesentliche Beschwerden und zeigt dabei sowohl eine ausreichende Stabilität als auch Bewegungsfunktion des Handgelenkes. Er lehnte die ursprünglich in zweiter Sitzung (nach Abklingen der Entzündungserscheinungen) vorgesehene Arthrodese als unnötige Funktionsbeeinträchtigung ab.

Letztlich ist noch am Handgelenk die häufige, meistens arthrotische *Destruktion des Daumensattelgelenkes* zu erwähnen. Hier empfiehlt sich insbesondere die Exstirpation des Os multangulum majus (WITT). Das

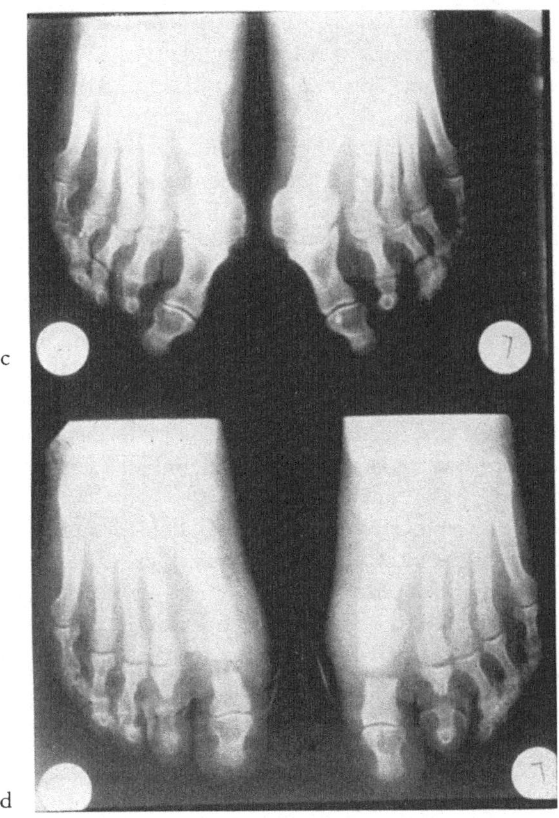

c

d

Abb. 11 c u. d

Metakarpale I stellt sich dann in den Sattel zwischen Multangulum minus und distaler Navicularfläche ein. Die Ergebnisse sind nach eigenen Erfahrungen sehr zufriedenstellend und der konkurrierenden Daumensattelgelenksarthrodese in funktioneller Hinsicht überlegen.

Am *Fuß* interessiert in erster Linie die *Wiederherstellung des oberen Sprunggelenkes.* LEXER hat hierfür das Prinzip der Resektionsplastik mit Interposition von Fettlappen angegeben. Es gelingt damit zwar primär die Beweglichkeit wieder herzustellen; auf die Dauer befriedigen die Ergebnisse an dem stark belasteten oberen Sprunggelenk wegen der sekundär arthrotischen Schmerzzustände jedoch nicht. Die Arthroplastik des oberen Sprunggelenkes ist deshalb heute im allgemeinen *zugunsten der zuverlässig schmerz-*

befreienden Arthrodese verlassen worden. Allenfalls kann man nach ungünstig verheilten Knöchelfrakturen mit Beschwerden zwischen dem in schlechter Stellung verheilten Knöchel und dem Sprunggelenk durch seitliche Resektion der Knöchelgelenkfläche und Fascieninterposition Hilfe bringen.

Auch an den *übrigen Fußwurzelgelenken* hat die von Lexer propagierte Fettlappeninterpositionsplastik versagt. Nachdem es sich hier um Gelenke von untergeordneter Bedeutung handelt, ist hier unbedingt die Arthrodese vorzuziehen.

Große praktische Bedeutung haben aber die *Zehengelenksplastiken.* Für die Veränderungen am Großzehengrundgelenk im Sinne des Hallux valgus rigidus gibt es zahlreiche Verfahren. Gute Ergebnisse liefert auch hier die *Resektions-Interpositionsplastik*, die teils nach dem Prinzip von Brandes unter Resektion im Bereich der Grundphalanx oder nach Hueter mit Resektion im Bereich des Metatarsalköpfchens I durchgeführt wird. Wir selbst ziehen dabei die Technik von Brandes vor, um das Metatarsalköpfchen I als wichtigen Eckpfeiler des Vorfuß-Quergewölbes zu erhalten. Besonders bewährt hat sich dabei, nach dem Vorschlag von Mayo einen *Kapsellappen* über den resezierten Knochenstumpf in das Gelenk zu interponieren. Selbstverständlich wird dabei in jedem Fall auch die Exostose des Metatarsalköpfchens I abgetragen.

An den *übrigen Zehen* besteht teils die Möglichkeit der Metatarsalköpfchenresektion von einem plantaren Schnitt aus (Gocht), insbesondere beim durchgetretenen Spreizfuß mit Dorsalluxation der Zehengrundgelenke. Andererseits kann auch von dorsal her eine Resektion der Grundphalanx-Basen im Sinne von Brandes durchgeführt werden.

Für die klassischen *Krallenzehen mit Flexionskontraktur der Mittelgelenke* ist insbesondere die Hohmannsche Operation mit Resektion der distalen zwei Drittel der Grundphalanx und eine Achtertour-Raffnaht der Strecksehnen zu empfehlen. Nach Vernarbung unter Schrumpfung der Weichteile bildet sich im Bereich der Resektionsstelle bei guter Zehenform eine ausreichende Zehenbeweglichkeit wieder.

Von Joplin sind zur Plastik des Großzehengrundgelenkes sowohl für die metatarsale als auch wechselweise für die phalangeale Gelenkfläche *reißzweckähnliche Vitalliumprothesen* entwickelt worden. Ähnliche Gelenkflächenprothesen hat Batemann für die proximalen Gelenkflächen der Grundphalangen der Kleinzehen entwickelt. Wir sahen bislang aber noch keinen Anlaß, von diesen kleinen Vitalliumprothesen Gebrauch zu machen, da die Methoden der Resektions-Interpositionsplastik an den Zehengelenken durchaus befriedigen.

Abschließend dürfen wir feststellen, daß an Schulter, Ellenbogen, Hand und Fuß bei richtiger Auswahl der zur Verfügung stehenden Methoden der Gelenkplastiken größtenteils durchaus erfreuliche Ergebnisse erzielt werden können.

Summary

The "classical" resection-interposition plasty was over decades the only possibility for the reconstruction of joints at the upper extremities and at the foot. Results are good at the elbow, wrist and at the toe joints, they don't satisfy at the shoulder and at the ankle joint. For the joints of the upper extremities alloplastic methods were developed, too, using the durable and not tissue damaging metall alloy Vitallium. Today these can stand a competition with the classical arthroplasty. Also the homoplasty of the joints of the upper extremities is reactivated nowadays. The paper tries to show the different methods of arthroplasties at the upper extremities and at the foot used today and to balance them.

Prof. Dr. H. Mittelmeier
Orthopädische Universitätsklinik
665 Homburg/Saar
Landeskrankenhaus

Literatur

Albee, F. H.: Arthroplasty of the elbow. J. Bone Jt Surg. **15**, 979 (1933).

Brandes, M.: Zur operativen Therapie des Hallux valgus. Zbl. Chir. **56**, 2434 (1929).

Brav, E. H., McFaddin, J. G., Müller, J. A.: The replacement of shaft defects of long bones by metallic prostheses. Amer. J. Surg. **95**, 75 (1958).

Campbell, W. C.: Arthroplasty of the elbow. Ann. Surg. **76**, 615 (1922).

Carr, C. R., Howard, J. W.: Metallic cap replacement of radial head following fracture. West J. Surg. **59**, 539—546 (1951).

Clayton, M. L.: Surgery of the lower extremity in rheumatoid arthritis. J. Bone Jt Surg. **45** A, 1517 (1963).

Eden, R.: Zur Operation der habituellen Schulterluxation. Dtsch. Z. Chir. **144**, 268 (1918).

Gschwend, N.: Die operative Behandlung der progressiv-chronischen Polyarthritis. Stuttgart: Thieme 1968.

Hohmann, D.: Angeborene Störungen, Erkrankungen und Verletzungen des distalen Radio-Ulnargelenks. Arch. orthop. Unf. Chir. **56**, 211 (1964).

Krueger, F. J.: A vitallium Replica arthroplasty of the shoulder. Surgery **30**, 1005—1011 (1951).

Lange, M.: Orthopäd.-chirurg. Operationslehre, 2. Aufl. München: Lehmann 1962.

— Arthrolyse und Arthroplastik. Verh. dtsch. Orthop. Ges. **39**, 62 (1952).

Legge, R. F.: Vitallium prosthesis in the treatment of fracture of the carpal navicular. West. J. Surg. **59**, 468—471 (1951).

Lexer, E.: Wiederherstellungschirurgie, 2. Aufl. Leipzig: A. Barth 1931.

Metcalfe, J. W.: The vitallium sphere prosthesis for nonunion of the navicular bone. J. int. Coll. Surg. **22**, 459—461 (1954).

Moseley, H. F.: The use of a metallic glenoid rim in recurrent dislocation of the shoulder. Canad. med. Ass. J. **56**, 320—321 (1947).

Neer, C. S.: Articular replacement for the humeral head. J. Bone Jt Surg. **37** A, 215 (1955).

— Indications for replacement of proximal humeral articulation. Amer. J. Surg. **89**, 901 (1955).

Payr, E.: Gelenksteifen und Gelenkplastik. Berlin: Springer 1934.

Preston, R. L.: The surgical management of rheumatoid arthritis. Philadelphia: Saunders 1968.

Speed, K.: Ferrule caps for the head of the radius. Surg. Gynec. Obstet. **73**, 845—850 (1941).

Steinhäuser, J.: Zur operativen Behandlung der Mondbeinnekrose. Verh. dtsch. Ges. Orth. Traum. 1968; Büch. d. Orthop. **3**, 430 (1969).

Venable, C. S.: Elbow and elbow prosthesis. Amer. J. Surg. **83**, 271—275 (1952).

Witt, A. N., Cotta, H.: Clavicula und ihre Gelenke. Chir. Prax. **2**, 69 (1958).

Ellenbogengelenkplastik

Von **J. Ender**

In den letzten Jahren sind die Ergebnisse der Arthroplastik durch die Verwendung von Implantaten aus Metall oder Kunststoff verbessert worden.

Es ist nun die Frage, ob auch zur Versorgung jener Gelenke, die keiner hohen statischen Belastung ausgesetzt sind wie das Ellenbogengelenk, die Verwendung alloplastischen Materials notwendig oder gar vorteilhaft ist.

Es ist mir gelungen, von 18 Ellenbogengelenkplastiken, die vor 20 Jahren bei Böhler in Wien gemacht wurden, 7 Verletzte aufzufinden und zu untersuchen.

Man weiß zwar, daß sich das Ellenbogengelenk für plastische Eingriffe durchaus eignet — überraschend gut jedoch fand ich die Dauerresultate nach 20 Jahren.

Damals operierten wir in Wien nach den Angaben von Payr-Lexer oder Hass.

Alle Nachuntersuchten waren mit dem Erreichten zufrieden, die meisten betreiben Sport und üben einen Beruf aus, der ein bewegliches und belastbares Ellenbogengelenk voraussetzt.

Nun möchte ich Ihnen in einem Film die funktionellen Ergebnisse von vier Verletzten mit einer Ellenbogengelenkplastik zeigen.

Die Indikation hat das Alter, den Beruf des Verletzten und die Ursache der Versteifung zu berücksichtigen.

Das Alter der Verletzten lag zwischen 20 und 40 Jahren. Bei Kindern und alten Leuten sollte keine Ellenbogenplastik ausgeführt werden.

Bei Schwerarbeitern kann man keine Richtlinien geben.

Bei einer tuberkulösen Versteifung ist eine Plastik nicht angezeigt. Hingegen sind Ankylosen nach einem unspezifischen Infekt für eine Plastik geeignet.

1. Fall: Bei diesem damals 26 Jahre alten Mechaniker bestand nach einer Granatsplitterverletzung eine stumpfwinkelige Versteifung des rechten Ellenbogengelenkes. Nach Hass wurde der proximale Gelenkskörper keilförmig gestaltet und der periphere zu einem seichten Sattel geformt. Dadurch wurde also ein einfaches Kippgelenk geschaffen. Um eine entsprechende Stabilität zu erhalten, müssen die Seitenbänder wenn möglich geschont und nach Formung der Gelenkskörper gegebenenfalls ihre Ansätze wieder befestigt werden.

20 Jahre später hat der Verletzte nun einen schmerzfreien, von 150 bis 60° beweglichen Ellenbogen mit ausreichender Stabilität. Der Verletzte ist wieder in seinem Beruf als Chauffeur und Automechaniker tätig. Dieser Patient hat sogar jahrelang den Boxsport ausgeübt (Abb. 1).

2. Fall: Manchmal sind vor der Plastik mehrere Voroperationen notwendig. Bei diesem 27 Jahre alten Buchhalter bestand neben der Ankylose des rechten Ellenbogens ein 4 cm großer Defekt der Elle im proximalen Drittel. Nach einer Hautplastik wurde ein Knochenspan eingesetzt und dann 8 Monate später die Plastik ausgeführt.

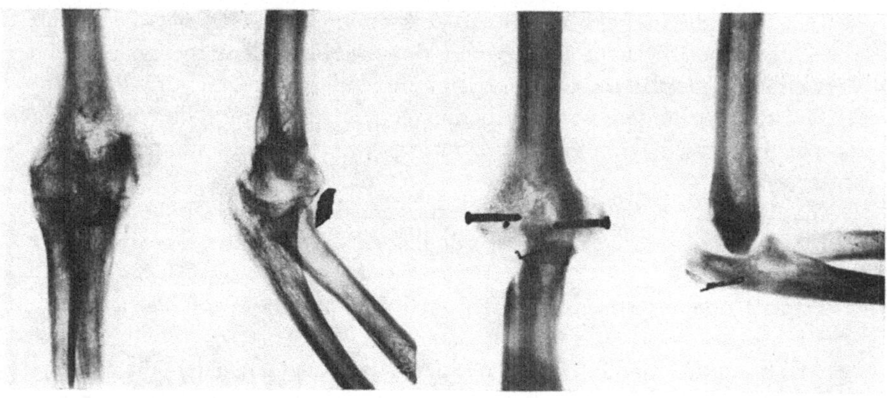

Abb. 1. Ellenbogengelenksplastik nach Hass. Kippgelenk

20 Jahre nach der Plastik beträgt die Beweglichkeit 140 bis 60° und infolge gleichzeitiger Resektion des Speichenköpfchens besteht auch eine ausreichende Pro- und Supination. Der Verletzte hat eine kräftige Armmuskulatur, die sich bekanntlich nach der Plastik in vielen Fällen erholt. Da der Ellenbogen schmerzfrei und stabil ist, erlaubt ihm diese Plastik auch wieder Sport zu betreiben. Er kann schwimmen, schifahren und sogar klettern.

3. Fall: Nun einen Fall aus der Friedenschirurgie. Dieser 20 Jahre alte Elektriker erlitt einen schweren offenen Verrenkungsbruch des Vorderarmes nach volar. Nach einer Sequestrotomie bestand ein großer Defekt des proximalen Ellenendes. Um später eine Gelenkspfanne formen zu können, wurde der Defekt mit einem Span von der Elle in die Oberarmkondylen hinein überbrückt und nach Einbau des Spanes dann eine Plastik nach Lexer unter Nachahmung der natürlichen Grundform des Gelenkes ausgeführt (Abb. 2). Trotz intensiver Nachbehandlung war die Beweglichkeit zunächst bescheiden. Diese hat sich aber nun soweit gebessert, daß der

Ellenbogen zwischen 140 und 70° beweglich ist. Er ist entsprechend stabil und schmerzfrei, so daß der Verletzte auch schwere Arbeiten verrichten kann.

4. Fall: Eine absolute Indikation für die Plastik stellt die beiderseitige Ellenbogenankylose dar. Gegen Kriegsende erlitt ein damals 22 Jahre alter Student eine Granatsplitterverletzung beiden Arme, welche durch nachfolgende Eiterung zur Versteifung beider Ellenbogen im stumpfen Winkel führte. In den obigen Bildreihe ist die beiderseitige Ankylose und in der unteren Bildreihe der Zustand nach der Plastik dargestellt.

Vor der Plastik war der Verletzte bei den Verrichtungen des täglichen Lebens schwerst behindert. So mußte er z. B., um selbständig essen zu können, den Löffelstiel entsprechend verlängern.

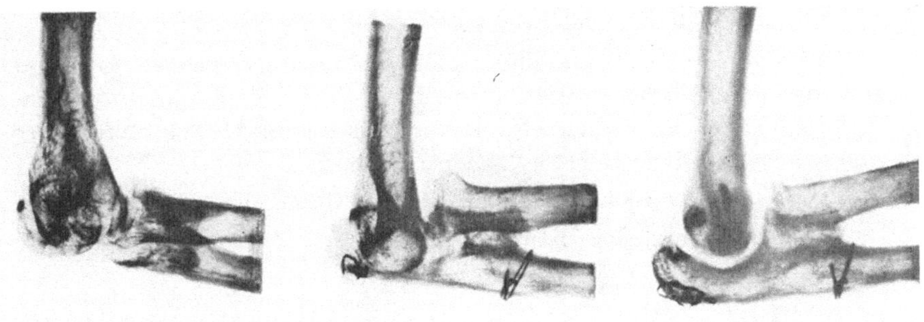

Abb. 2. Ellenbogengelenksplastik nach Lexer. Nachahmung der natürlichen Gelenksform

Nach dem Krieg wurde dann im Laufe eines Jahres zunächst eine Plastik des rechten Ellenbogengelenkes und dann auch eine des linken Ellenbogengelenkes gemacht. Der Verletzte hat jetzt ein beiderseits frei bewegliches Ellenbogengelenk und auch eine ausreichende Pro- und Supination des Vorderarmes rechts. Vor der Plastik waren seine Arme spindeldünn. Nun hat sich die Muskulatur im Laufe der Jahre soweit gekräftigt, daß er sogar Sport betreibt und leidenschaftlich segelt.

Aus Gründen der Stabilität wird durch die Plastik nicht eine volle Beweglichkeit angestrebt. Obwohl bei unserem Verletzten beide Ellenbogen nach der Plastik frei beweglich wurden, hat er kein Schlottergelenk. Seine Ellenbogengelenke sind sogar so stabil, daß er den Liegestütz machen kann.

Ich hoffe, daß Ihnen die vorgeführten Resultate meiner Nachuntersuchungen nach 20 Jahren gezeigt haben, daß die herkömmlichen Methoden für die Ellenbogengelenkplastik gar nicht so schlecht sind. Jedenfalls empfehle ich — abgesehen von einigen Sonderfällen wie schwere Schlottergelenke —, diese so lange weiter anzuwenden, bis uns bessere Dauerresultate nach Anwendung von Metall- und Kunststoffprothesen bekannt werden.

Summary

The report is based on the follow ups of 18 plasties of elbow joints, performed in the accident hospital in Vienna from 1946 to 1949. Seven injured persons were examined again 20 years after the operation and the functional results are demonstrated in a short coloured film. The arthroplasty of the elbow joint brings good durable results if the indication was accurate and the technique of surgery and aftertreatment were appropriate. The followed up patients were subjective content, some of them go in for sports, and many work in an employment, the basis herefore being a movable elbow joint of carrying capacity.

The arthroplasty in the elbow joint can be recommended to fibrous ankylosis joints after arthritis and to ankyloses after suppuration of joints. Flail-joints after unset old luxations were less suitable. An absolute indication for the arthroplasty is the bilateral ankylosis.

Operations were performed according to PAYR, LEXER and HASS.

Metallic prostheses are indicated in flail-joints.

Dr. J. ENDER
Unfallabteilung des Krankenhauses
A — 4402 Steyr

Aussprache

L. BÖHLER: Ich möchte Ihnen ein Dia von einer Plastik von HASS zeigen. Wir haben versucht, das Ganze möglichst zu vereinfachen. Die ganzen Kondylen werden reseziert, nachdem man vorher die Epikondylen mit dem Gelenk, mit den Bändern und den Muskelansätzen abgemeißelt hat. Dann wird die Incisura semilunaris fast auf das Doppelte verlängert, das Radiusköpfchen wird weggenommen. Dadurch ist die Pfanne sehr weit. Das gibt die große Beweglichkeit, die Sie jetzt gerade bei den doppelseitig operierten Patienten gesehen haben.

Sehr wichtig scheint mir die Nachbehandlung zu sein. Es wird ja immer wieder empfohlen, möglichst rasch mit den aktiven Bewegungen, mit Massage, mit passiven Bewegungen, mit der Physikotherapie, der Elektrotherapie usw. zu beginnen. Wir haben bei diesen Fällen, die ENDER gerade gezeigt hat, das alles abgelehnt. Der Doppelseitige ist 14 Tage nach der Zweitoperation nach Hause gegangen, und dort hat er in der Landwirtschaft mitgearbeitet. Es hat ihn niemand therapeutisch berührt, und nach 3 Monaten ist er mit diesem freibeweglichen Gelenk zurückgekommen.

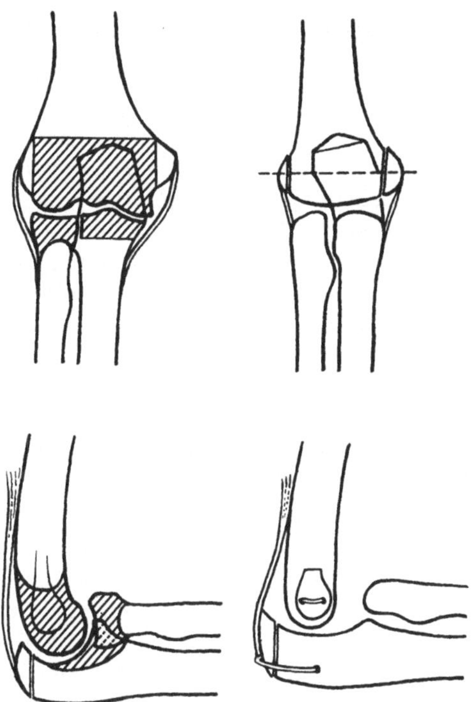

Abb. 1. Schematische Darstellung der Ellenbogengelenkplastik

Funktionsverbessernde Eingriffe an den Fingergelenken

Von D. Buck-Gramcko

An großen Gelenken wurden schon vor mehr als 100 Jahren erfolgreiche Versuche der Beseitigung von Versteifungen durch eine Gelenkplastik ausgeführt. An den kleinen Gelenken der Finger dagegen begannen derartige Eingriffe in einzelnen Fällen erst zu Beginn dieses Jahrhunderts. Eine Häufung dieser Operationen wurde durch den 1. Weltkrieg verursacht; zu jener Zeit versuchte man in erster Linie durch Transplantation halber oder ganzer Gelenke die Funktion zu verbessern. So konnte Oehlecker (1916) über sechs Fälle von auto- und homologen Gelenkübertragungen berichten. Arthroplastiken der Fingergelenke wurden dagegen nicht oder zumindest nicht mit Erfolg ausgeführt. So erhält ein so wegweisendes, umfangreiches Werk wie Lexers „Die gesamte Wiederherstellungschirurgie“ (1931) nichts über Fingergelenksarthroplastiken, während über andere Gelenke ausführlich berichtet wird. Es blieb der Ausbreitung der modernen Handchirurgie vorbehalten, sich näher mit diesem Problem zu befassen, wobei besonders durch die Fortentwicklung der Chirurgie der rheumatischen Hand viele Erfahrungen gesammelt werden konnten.

Heute soll es meine Aufgabe sein, Ihnen einen Überblick über die funktionsverbessernden Eingriffe an den Fingergelenken zu geben, wobei ich mich weniger auf eine Kasuistik beschränken, sondern im Grundsätzlichen Indikationen, Technik und Nachbehandlung der verschiedenen Operationen darstellen möchte.

Die Funktion einer Hand kann durch Versteifungen in ungünstiger Stellung oder schmerzhafte Bewegungseinschränkungen eines oder mehrerer Fingergelenke erheblich beeinträchtigt sein. Der Grad der Behinderung ist je nach Lokalisation und Anzahl der geschädigten Gelenke sowie nach beruflicher Tätigkeit unterschiedlich. Am Daumen sind Versteifungen eines seiner drei Gelenke mit fast allen Funktionen vereinbar, während an den Langfingern Schädigungen der Grundgelenke schwerwiegendere Folgen haben als diejenigen der Mittel- und besonders der Endgelenke. Mehrere Gelenke sind regelmäßig nur bei der primär chronischen Polyarthritis betroffen, während die anderen häufigen *Ursachen*, nämlich Verletzungen und Infektionen, vorwiegend ein isoliertes Gelenk betreffen. Auch die Arthrose ist in schwerer Form im allgemeinen nur auf das Sattelgelenk lokalisiert, während sie an den Fingergelenken selten zu schwereren Störungen führt.

Natürlich gibt es für die Besserung der Beweglichkeit geschädigter Fingergelenke keine einheitliche Behandlungsmethode. Wenn überhaupt eine chirurgische Behandlung angezeigt ist, richtet sich die Art des Eingriffes nach der Lokalisation an der Hand, nach der Ursache und dem Ausmaß der Gelenkschädigung, nach dem Zustand der das Gelenk umgebenden Weichteile und natürlich auch nach Alter und Beruf des Patienten.

In manchen Fällen irreversibler Gelenkschädigung ist eine Wiederherstellung der Beweglichkeit nicht möglich; es kann dann aber häufig die Funktion der gesamten Hand durch eine *Arthrodese* günstig beeinflußt werden. Dieses gilt vor allem für die Mittel- und Endgelenke und dann, wenn gleichzeitig Zerstörungen der das Gelenk bewegenden Sehnen vorliegen. Die operative Versteifung führen wir in einer Stellung von etwa 140° mit einem Knochenspan aus dem körpernahen Ellenende durch, der von einem dorsalen Längsschnitt aus in einem Bohrkanal eingetrieben wird. Dieser Kanal reicht — im Falle eines Mittelgelenkes — vom Grundgliedköpfchen bis zur Schaftmitte des Mittelgliedes; das Gelenk selbst kann, aber muß nicht reseziert werden. Der Kanal wird mit Kegelreibahlen zunehmender Dicke gebildet bis zu einem Durchmesser, der noch ein festes Einklemmen des Spanes erlaubt. Liegt hierdurch keine Drehfestigkeit vor, schaffen wir diese durch Einbohren eines schrägverlaufenden dünnen Kirschnerdrahtes. Moberg erreicht die Drehfestigkeit durch einen viereckig zubereiteten Knochenspan; diese Technik ist aber etwas schwieriger als diejenige mit Kegelreibahlen.

Am Grundgelenk des Daumen verwenden wir eine andere Technik der Arthrodese. Hier wird das Gelenk immer reseziert und in leichter radialer Abwinklung und fast voller Streckung eine dorsal gelegene Nut aus Mittelhandknochen und Grundglied ausgemeißelt, in die dann ein Beckenkammspan fest eingefügt wird. Auch hier erfolgt eine zusätzliche Fixation durch einen Kirschnerdraht.

Der gegenteilige Eingriff, die *Arthroplastik*, bereitet an den kleinen Fingergelenken manche Schwierigkeiten. Die komplizierte Sehnenanatomie sowie der Mangel an Gelenkstabilität beeinträchtigen die Ergebnisse; am ehesten besteht an den Langfingergrundgelenken Aussicht auf einen gewissen Erfolg. Voraussetzung für eine Arthroplastik sind intakte, gleitfähige Beuge- und Strecksehnen. Sind die Sehnen stärker vernarbt, lassen die postoperativ wiederauftretenden Verwachsungen keine ausreichende Beweglichkeit des Gelenkes zu. Die Indikationen beschränken sich daher auf reine Gelenkschädigungen, z. B. bei Polyarthritis und Ankylosen nach Infektionen oder Gelenkfrakturen. Bei der Gelenkresektion ist darauf zu achten, daß genügend Knochen entfernt wird, damit es nicht wieder zur Ankylose kommt. Die zweite Resektion bringt aber den Nachteil mit sich, daß die Seitenbandansätze mit entfernt werden und dadurch die Gelenkstabilität verlorengeht. Die umgebenden Sehnen führen zwar besonders an den Grundgelenken zu einem gewissen Gleichgewicht; dieses kann in manchen Fällen für eine befriedigende Funktion ausreichen. Da die Gelenkresektion meist mit einer Interposition von Fascie oder Cutis verbunden wird, kann hiermit der Versuch des Seitenbandersatzes gemacht werden, so wie es Millesi u. Mitarb. empfahlen. Bei den Grundgelenksarthroplastiken im Rahmen der Polyarthritis sind auch noch die Strecksehnen zu raffen und vor ulnarer Abweichung zu bewahren; hier auf Einzelheiten einzugehen, würde bei der Zahl der konkurrierenden Verfahren in diesem Rahmen zu weit gehen.

Eine besondere Form der Arthroplastik stellen die *Gelenkprothesen* dar, die in letzter Zeit in mehrfachen Modifikationen erhältlich sind. Von den schon seit längerem in Gebrauch befindlichen Metallprothesen ist diejenige von Flatt wohl am bekanntesten. Sie hat wie die anderen Modelle den Nachteil, daß die Spätergebnisse infolge Lockerung der Verankerung im Knochen und Anfälligkeit des Materials nicht so gut sind wie die Frühergebnisse. Diese Nachteile bieten die Endoprothesen aus Plastikmaterial nicht, die heute auf bestem Wege sind, in Mode zu kommen. Swanson propagiert die von der Firma Dow Corning entwickelten Siliconeprothesen, die sich in der experimentellen Prüfung als außerordentlich gewebsfreundlich und bruchsicher erwiesen haben. Sie werden demnächst in einem geschlossenen Satz verschiedener Größen in den Handel kommen. In der technischen Anwendung wird nach der Gelenkresektion die Markhöhle so weit aufgebohrt, daß der Stiel fest hineinpaßt; er wird erst proximal, dann distal eingeführt. Voraussetzung sind natürlich intakte Sehnenverhältnisse, weswegen diese Prothesen ihr Anwendungsgebiet mehr in der Polyarthritischirurgie als in der Traumatologie der Hand finden.

Nicht immer muß bei Versteifungen der Finger der Knochen-Knorpelanteil des Gelenkes zerstört sein; die Ursache der Bewegungseinschränkung kann auch am Kapsel-Bandapparat liegen. Die häufigste derartige Funktionsstörung sind Strecksteifen der Grund- und Mittelgelenke, iatrogen verursacht durch Fixation einer verletzten Hand in falscher Stellung. Die *Gelenkseitenbänder* sind aufgrund ihres exzentrischen Ansatzes sowie der seitlichen und volaren Ausladung des Köpfchens nur in Beugestellung gespannt. In gestreckter Stellung sind sie dagegen erschlafft und können bei längerer Ruhigstellung, besonders bei gleichzeitigem Ödem, welches bindegewebig resorbiert wird, irreversibel schrumpfen, so daß keine Beugung der Finger mehr möglich ist. Die Fixation einer Hand darf deshalb nur in der sog. Funktionsstellung vorgenommen werden, d. h. in mittlerer Beugung aller Fingergelenke, halber Opposition des Daumens und Streckung im Handgelenk. Hierbei ist besonders auf die Grundgelenke zu achten, die durch eine beugeseitige Gipsschiene allzu leicht in Streckstellung gedrückt werden; der palmare Knick dieser Schiene muß bereits weit proximal in der Hohlhand liegen und stark genug sein, um die MP-Gelenke ausreichend gebeugt zu halten.

Ist jedoch diese vermeidbare Behandlungsfolge, die Strecksteife der Finger, bereits eingetreten, kann sie durch einen allerdings etwas diffizilen operativen Eingriff beseitigt werden. Es handelt sich um die *Exzision der Seitenbänder*, fälschlich auch Kapsulektomie genannt. Die Seitenbänder müssen in genügender Ausdehnung ausgeschnitten werden; anschließend muß die palmare Kapseltasche von den Verklebungen gelöst werden, da sonst der Gelenkbeugung hier ein Halt geboten wird. Der Eingriff kann sowohl an den Mittel- als auch an den Grundgelenken ausgeführt werden. Am PiP-Gelenk wird von einer seitlichen Incision aus auf das Gelenk eingegangen, wobei die tiefe Fascie zur Erhaltung einer gewissen Seitenstabilität geschont werden muß. An den Grundgelenken werden dorsale Längsschnitte angelegt, von denen aus der Zugang zum Gelenk unter Längsspaltung der Strecksehne möglich ist. Man kann die Incisionen auch zwischen die Gelenkbereiche legen und dorsolateral unter sorgfältiger Schonung des Randes der Streckaponeurose die Seitenbänder erreichen. Postaperativ ist eine Fixation in möglichst 90° Beugung erforderlich, da die umgebenden Gewebe eine Neigung zum Rückgang in die alte Position haben.

Liegt die Ursache einer Bewegungseinschränkung vorwiegend in den bei Bewegungen auftretenden Schmerzen, so kann nach dem Vorschlag Wilhelms eine *Denervation* vorgenommen werden. Diese Durchtrennung der kleinen, nur das Gelenk versorgenden Nervenäste hat ihr Hauptanwendungsgebiet am Handgelenk, wo sie bei Arthrose und posttraumatischen Beschwerden (z. B. Veränderungen durch Kahnbeinpseudarthrose, Mondbeinnekrose, Verrenkungs- oder intraartikulären Brüchen) eine Schmerzlinderung bei Erhaltung der Beweglichkeit bringt. Am Mittelgelenk können nicht wie am Handgelenk die einzelnen Nervenäste aufgesucht werden; ihre Durchtrennung erfolgt durch subcutane Unterminierung und durch Elektrocoagulation der Gewebe zwischen Sehnen und Knochen.

Es wurde schon erwähnt, daß an der Hand die Arthrosis deformans häufig als isolierte *Sattelgelenksarthrose* verkommt. Hier bietet sich zur Behandlung die Exstirpation des Trapeziums als Methode der Wahl an, wenn es um Erhaltung — oder sogar Verbesserung — der Beweglichkeit, Schmerzfreiheit und kurze Behandlungszeit geht. Durch diese positiven Faktoren wird der einzige Nachteil, nämlich eine gewisse Kraftminderung des Daumens, voll aufgewogen. Nur bei Schwerarbeitern sollte aus diesem Grunde die Sattelgelenksarthrodese vorgezogen werden. Eine kleine Modifikation verhindert ein späteres Zusammenrücken vom ersten Mittelhandknochen und Kahnbein, wodurch evtl. wieder Beschwerden entstehen könnten: in die durch die Trapeziumentfernung entstandene Lücke wird die in etwa 6 cm Länge abgespaltene Hälfte der Sehne des Flexor carpi radialis als Weichteilinterpositum hineingebracht und befestigt. Nach der Operation ist eine Ruhigstellung nur bis zum Abschluß der Wundheilung notwendig.

Ein Überblick über die Eingriffe an den Fingergelenken wäre unvollständig, würden nicht die *Seitenbandrupturen* erwähnt, die besonders am Daumengrundgelenk eine Rolle spielen. Der Riß des ulnaren Seitenbandes hat durch Verlust der Stabilität die Undurchführbarkeit eines festen Spitzgriffes zur Folge; der Daumen kippt beim Druck des Zeigefingers zur radialen Seite hin ab. Meist sieht man derartige Patienten erst verspätet, nachdem primär die Verletzung nicht erkannt oder nur mit Gipsverband anstatt mit sofortiger Operation behandelt worden war. Ist eine absolute Stabilität des Gelenkes wie bei manchen Tätigkeiten von Schwerarbeitern erforderlich oder sind die Knorpelflächen bereits abgeschliffen, so kann die Behandlung nur in einer Arthrodese bestehen. In den übrigen Fällen ist eine Seitenbandplastik angezeigt, die wir mit einem Sehnentransplantat durchführen. Dieses wird in der hier gezeigten Schlingenform oder in Achterform durch entsprechende Bohrlöcher in beiden Knochenanteilen geführt und vernäht. Postoperativ ist eine 6wöchige Ruhigstellung im Gipsverband erforderlich, wodurch meist eine gute Stabilität des Gelenkes und damit ein funktionstüchtiger Spitzgriff erreicht wird.

Nach allen beweglichkeits-wiederherstellenden Eingriffen ist die krankengymnastisch-physikalische *Weiterbehandlung* von größter Wichtigkeit. Nur wenige Patienten vermögen die Energie und Aktivität von selbst aufzubringen, die zur Erreichung des gewünschten Zieles unbedingt notwendig ist. Die krankengymnastischen Maßnahmen werden durch gezielte Übungen in der Beschäftigungstherapie wirksam unterstützt. Der Operateur überwacht persönlich die gesamte Behandlung, um je nach Erfordernis einzugreifen, anzutreiben oder zu bremsen. Arzt, Krankengymnastin und Beschäftigungstherapeutin sind so in gewisser Weise in die kinetische Kette mit eingeordnet, von der Erwin Payr in seinem bekannten Buch über „Gelenksteifen und Gelenkplastik" sagt, daß ihre Glieder eine unteilbare Einheit darstellen, die an keiner Stelle durchbrochen werden darf, wenn der harmonische Bewegungsablauf nicht darunter leiden soll.

Summary

Use of a hand can be hindered by ankylosis of fingers in unfavourable position or painful limitation of motion in one or more joints. Surgical treatment of these changes, caused by infections, injuries or diseases (rheumatoid arthritis, arthroses) depends on the localisation in the hand, the degree of the destruction of the joint, the condition of the soft tissues round the joint and finally the age and employment of the patient. The point in question in these operations are arthrodeses, which can bring a gain of function by transfering the finger into a more useful position inspite of the stiffening of the joint. On the other hand arthroplasties are used by resection or interposition and joint prostheses for further improvement of motion. Excision and tendon substitution of the collateral ligaments, denervations and the exstirpation of the trapezium are mentioned. Indications, technique and aftertreatment of these operations are described.

Literatur

CURTIS, R. M.: Capsulectomy of the interphalangeal joints of the fingers. J. Bone Jt Surg. **36** A, 1219—1232 (1954).

FLATT, A. E.: The care of the rheumatoid hand. St. Louis: C. V. Mosby Co. 1963.

KRETSCHY, A., MILLESI, H., SIEGMUND, G.: Operative Korrektur der im Rahmen der chronischen Polyarthritis rheumatica auftretenden Handdeformationen. Klin. Med. (Wien) **21**, 166—175 (1966).

MOBERG, E., HENRIKSON, B.: Technique for digital arthrodesis. Acta chir. scand. **118**, 33—338 (1959/1960).

OEHLECKER, F.: Über Gelenktransplantationen an den Fingern, insbesondere nach Schußverletzungen. Zbl. Chir. **43**, 441—446 (1916).

PAYR, E.: Gelenksteifen und Gelenkplastik. Berlin: Springer 1934.

SWANSON, A. B.: Silicone rubber implants for replacement of arthritic or destroyed joints of the hand. Surg. Clin. N. Amer. **48**, 1113—1127 (1968).

WILHELM, A.: Die Gelenkdenervation und ihre anatomischen Grundlagen. Hefte Unfallheilk. **86** (1966).

Dr. D. BUCK-GRAMCKO
Handchirurg. Abt. des
Berufsgenossenschaftlichen Unfallkrankenhauses
205 Hamburg 80
Bergedorfer Str. 10

Arthrolysen und Arthroplastiken des Kniegelenkes

Von G. Friedebold

Die Kriterien für den Gebrauchswert eines Gelenkes sind: Schmerzfreiheit — Bewegungsausmaß — Stabilität, für das geschädigte Gelenk somit: Schmerz — Bewegungseinschränkung — Instabilität. Für die Gelenke der unteren Extremität — und hier vor allem für das Knie — ist besonders die *Stabilität* von entscheidender Bedeutung. Ein zwar schmerzfrei bewegliches, jedoch instabiles Kniegelenk — wie es in klassischer Ausprägung bei der tabischen Arthropathie vorliegt — ist als funktionsuntüchtig anzusehen. Da die Stabilität bei normaler Gelenkanatomie von der Intaktheit, d. h. dem Spannungszustand der Seiten- und Kreuzbänder abhängt, kommen bei ligamentärer Insuffizienz Raffungen durch Verlagerung des Ansatzes oder plastischer Ersatz des entsprechenden Bandes mit Fascie nach Groves oder Lindemann, mit Sehne nach Edwards oder alloplastisch nach Sukhonosenko in Frage. Der stärkere Gelenkschaden erfordert dagegen andere Maßnahmen. Die Beseitigung des Schmerzes und vorhandener Instabilität gelingt durch die technisch einfache Versteifung des Gelenkes. Tatsächlich gibt es kein zuverlässigeres Verfahren, zu einer schmerzfreien und stabil belastungsfähigen Extremität zu gelangen, als die *Arthrodese*. Sie stellt daher bei Menschen, die ihren Lebensbedingungen entsprechend in besonderem Maße auf Stabilität des Beines angewiesen sind, und bei denen ein einseitiger schwerer Kniegelenkschaden besteht, auch heute noch das Behandlungsverfahren der Wahl dar. Es gibt jedoch — wie es scheint — zunehmend Gründe, die die Indikation zur Kniegelenksarthrodese einschränken.

Zunächst wird die Bedeutung voller Stabilität um so weniger relevant, desto *älter* der Mensch wird, besonders wenn er nicht mehr im Berufsleben steht. *Berufliche Beanspruchung*, die ausschließlich im Sitzen erfolgt, kann die Entscheidung ebenso beeinflussen wie *ästhetische Gesichtspunkte*, die vor allem Frauen betreffen. Entscheidend sind jedoch medizinische, d. h. in erster Linie biomechanische Gesichtspunkte. Eine stark bewegungseingeschränkte gleichseitige Hüfte, vor allem aber Doppelseitigkeit des Kniegelenkschadens, weniger dagegen Veränderungen des Sprunggelenkes oder der Lendenwirbelsäule, erfordern ein bewegliches Kniegelenk. Die Möglichkeiten zur Wiederherstellung der Beweglichkeit eines Kniegelenkes sind heute mannigfaltig. Sie sollten sich jedoch auf eine klare

Indikation stützen. Entscheidend für die Art des Eingriffs ist primär die noch verbliebene ligamentäre, also passive Stabilität. Da die Bewegungseinschränkung, die *Kontraktur*, ohnehin die Voraussetzung für eine Operation zum Zwecke der Bewegungsverbesserung darstellt, bleibt eine Berücksichtigung des dritten der genannten Kriterien übrig, des Schmerzes. Danach ergibt sich die folgende Anzeigestellung für die Wiederherstellung der Beweglichkeit eines Kniegelenkes:

I. Bewegungseinschränkung bei voller Bandstabilität

a) ohne Schmerzen

Während die ausgeprägte Arthrosis deformans, gleichgültig aus welcher Ursache heraus sie sich entwickelt, stets mit Schmerzen oder doch Beschwerden einhergeht, die entweder ständig oder intermittierend, bei Belastung, vor allem des gebeugten Kniegelenkes zunehmend, in Erscheinung treten, handelt es sich bei den vergleichsweise einfachen Kontrakturen *ohne* Schmerzen um posttraumatische oder postoperative Zustände. Im Gelenkbinnenraum ist es als Folge blander Entzündung zu Verklebungen gekommen, die den Grad einer sogenannten Lötsteife annehmen können. Beuge- oder Streckkontrakturen sind die Folge: letztere ist häufiger, da das Kniegelenk in Streckstellung ruhiggestellt wird. Wird diese Situation nicht behoben, resultiert aus der Verklebung der artikulierenden Flächen eine dauernde Ernährungsstörung des Knorpels, der damit regressiven Gewebsveränderungen ausgesetzt ist, die schließlich das irreversible Bild der Arthrosis deformans ergeben. Die frühzeitige Wiederherstellung der Beweglichkeit dient hier der Erhaltung der Gelenkphysiologie. Sie erfolgt auf dem Wege der *Arthrolyse*. Nur in frischen Fällen kann diese *geschlossen* in Form eines *Brisements* vorgenommen werden. Die Ausführung eines solchen Brisements erfordert Fingerspitzengefühl. Es sollte stets in Bauchlage vorgenommen werden, wobei der Oberschenkel der ganzen Länge nach auf einer festen Unterlage aufliegt. Während die eine Hand des Operateurs den Oberschenkel oberhalb des Kniegelenkes gegen die Unterlage drückt, führt die andere mit dem Unterschenkel als Hebelarm das Brisement aus.

Besteht die Kontraktur länger als 6 bis 8 Wochen, wird das Risiko eines derartigen Brisements immer größer, da die intraartikulären Verklebungen zunehmend den Charakter harter Narbenstränge annehmen, und die Widerstandsfähigkeit des Knochens durch die lange Inaktivität ohnehin herabgesetzt ist. Die Gefahr einer Fraktur des Femur oder auch der Tibia wächst. Hier stellt die *offene* Arthrolyse das schonendere Verfahren dar. Wer öfter Gelegenheit hat, einen Blick in solcherart veränderte Gelenke mit ihren harten Bindegewebsverklebungen zu werfen, wird mit der Anwendung des geschlossenen Brisements immer zurückhaltender. Die Eröffnung des Gelenkes erfolgt durch Payr-Schnitt, der nach proximal erweitert werden muß, wenn eine plastische Verlängerung der Rectussehne notwendig ist. Dieses ist dann der Fall, wenn sich nach scharfer Durchtrennung aller intraartikulären Verklebungen herausstellt, daß eine passive Beugung des Gelenkes unter 90° nicht möglich ist. Ursache ist die inzwischen eingetretene Verkürzung der Rectussehne (Payr). Die Verlängerung wird nach scharfer Abtrennung der beiden Vasti z-förmig in der Frontalebene vorgenommen, wobei darauf zu achten ist, daß der distale Anteil dorsal, also gelenknah gelegen ist, um das Gleitlager der Patella vor erneuten Verklebungen zu schützen. Vor der Ausführung der Sehnennaht ist die erneute Prüfung der Beugung notwendig. Ist auch jetzt ein Winkel von unter 90° nicht zu erreichen, muß die Gelenkkapsel beiderseits schräg von vorn eingekerbt werden. Die Vernähung der Rectussehne und anschließende Fixation der Vasti erfolgt in einer Beugestellung des Gelenkes von 90°, die Ruhigstellung im stark gepolsterten Oberschenkelgipsverband in einer Beugestellung von 120°, bei älteren Menschen besser im Winkel von 150°. Der Erfolg der Arthrolyse hängt sehr wesentlich von der Sorgfalt der Nachbehandlung ab. Eine Ruhigstellung, die über 6 Tage hinausgeht, stellt das Ergebnis bereits in Frage. Eine geeignete Übungsschiene ermöglicht kontinuierliche Winkelveränderungen, die vom Patienten selbst vorgenommen werden können.

Das Hauptproblem in der Nachbehandlung ist die Wiederherstellung der Reststreckung. Sie kann bei der Verlängerung der Rectussehne erhebliche Schwierigkeiten bereiten. Es empfiehlt sich dann bei Aufnahmen von Belastungen zunächst eine Kreuzschiene anzulegen, die die Streckung des Kniegelenkes beim Stehen und Gehen sichert, ohne die aktive Betätigung des M. quadriceps besonders zu beeinträchtigen. Die gesamte Behandlung erfordert vom Patienten viel Aktivität. Diesem Umstand muß bereits bei der Anzeigestellung Rechnung getragen werden. Der volle Erfolg pflegt sich jedoch erst lange nach Entlassung aus der Klinik unter der alltäglichen Beanspruchung einzustellen. Er ist bei jüngeren zielstrebigen Menschen durchaus gut.

b) mit Schmerzen

Den Hauptanteil an den hier zu erörternden arthrotischen Kniegelenken, die zwar noch stabil, jedoch durch eine schmerzhafte Bewegungseinschränkung gekennzeichnet sind, stellen die posttraumatischen sowie die rheumatisch bedingten Arthrosen; hinzu kommen die angeborenen bzw. konstitutionellen Achsenfehlstellungen der unteren Extremität. Die schweren Gelenkinfektionen sind dagegen unter dem Einfluß der Antibiotica seltener geworden, wenn sie auch gelegentlich durch kritiklose und technisch unzulängliche Applikation von Corticoiden wieder begünstigt werden.

Weder die Wiederherstellung der Beweglichkeit noch die Beseitigung der Schmerzen ist hier durch einfache Lösung intraartikulärer Verwachsungen sowie durch Verlängerung des Streckapparates erreichbar. Ursache beider Störungen ist vielmehr die entstandene Inkongruenz der artikulierenden Flächen. Ihre Beseitigung gelingt nur auf dem Wege einer Neugestaltung derselben, d. h. einer Arthroplastik. Es wird somit Knorpel beseitigt. Wird hierbei zu sparsam vorgegangen, bleibt nicht nur die Bewegungseinschränkung bestehen, durch die einsetzenden reparatorischen Vorgänge kommt es außerdem sehr bald zu Verklebungen und damit zur Entwicklung einer stärkeren Kontraktur. Wird dagegen mit der Neuformung der Kondylen zu großzügig verfahren, resultiert eine bis dahin nicht bestehende Bandinsuffizienz und damit eine Instabilität, die sehr rasch den weiteren Verschleiß des Gelenkes induziert. Es bedeutete einen Schritt nach vorn, als E. LEXER und E. PAYR zur Verhinderung der intraartikulären Verklebung und zur Verbesserung der Gleitfähigkeit die Interposition eines Fett- bzw. Fascienlappens vorschlugen, die außerdem durch postoperativ durchgeführte Extension am Unterschenkel vor frühzeitiger Kompression geschützt wurden. Von JEDRZEZEWSKA wird gerade hierin eine entscheidende Fehlerquelle für die hohe Mißerfolgsquote beim nachuntersuchten Krankengut im Hinblick auf die Stabilität gesehen. Nachdem heute von russischen Autoren komplette Gelenkkörper einschließlich des Knorpels — allerdings bei Osteoklastomresektionen — homoioplastisch ersetzt werden, ein — wie auch A. N. WITT betont — grundsätzlich anders zu bewertendes Problem, scheint mir der historische Hinweis wichtig, daß es ebenfalls E. LEXER war, der wohl als erster ganze Femurkondylen von Leichenfemora verpflanzt hat. Er berichtete darüber bereits im Jahre 1908 auf dem Deutschen Chirurgenkongreß. Unser Herr Vorsitzender BÜRKLE DE LA CAMP hatte 1929 Gelegenheit, zwei solcherart operierte Patienten nachzuuntersuchen. Es muß natürlich betont werden, daß unsere Kenntnisse über die immunbiologischen Vorgänge bei Gewebsverpflanzungen heute andere Möglichkeiten eröffnen. Im Laufe von drei Jahrzehnten ist es dann stiller geworden um die Plastiken des Kniegelenkes. Selbst so erfahrene Operateure wie M. LANGE üben sie sehr selten und nur auf ausdrückliches Verlangen des Patienten aus. Die Erfolge sind unbefriedigend, und manches anfänglich durchaus schmerzfreie und funktionstüchtige Gelenk mußte nachträglich versteift werden. Es lag daher nahe, daß unter dem Eindruck der günstigen Entwicklung des künstlichen Gelenkersatzes an der Hüfte auch für das Kniegelenk ähnliche Wege beschritten wurden. Wie an der Hüfte ist auch im Kniegelenk der Ersatz eines der beiden Gelenkkörper, die Hemialloarthroplastik von dem totalen Gelenkersatz zu unterscheiden. Bei bestehender Stabilität kann man sich auf die *Hemialloarthroplastik* beschränken, vor allem wenn die Veränderungen sich im wesentlichen auf einen der beiden Gelenkkörper erstrecken, was mit Ausnahme der rheumatisch bedingten Arthrose häufig der Fall ist. Die größere Härte des Femurkondylenknorpels gegenüber dem Tibiaknorpel im Verhältnis von 3:2 bringt es mit sich, daß die Veränderungen an den Gelenkflächen der Tibia früher und daher auch stärker ausgeprägt zu sein pflegen als die des Femur. Solange die Gelenkfläche des Femur noch intakt ist, verspricht der *Ersatz eines oder beider geschädigter Tibiaplateaus* durch eine Vitalliumendoprothese nach MCKEEVER oder nach MCINTOSH Aussichten auf Erfolg. Das gilt für jene Folgezustände nach Tibiakopffrakturen, bei denen infolge erheblicher Zerstörung der Knorpeloberfläche, an der auch stets der entsprechende Meniskus beteiligt ist, von einer Knochenspanunterfütterung kein entscheidender Erfolg mehr erwartet werden kann. Es gilt aber auch für ausgewählte Fälle rheumatischer Kniegelenke, wobei die Auswahl nach ähnlichen Gesichtspunkten erfolgt. MCKEEVER hat den Ersatz des Tibiaplateaus 76mal bei 40 Patienten durchgeführt. MCINTOSH berichtete über 103 rheumatische Kniegelenke mit 72 guten Ergebnissen. Dabei ist hervorzuheben, daß er mit dem Verfahren auch eine Achsenkorrektur des Schienbeines verbindet, falls eine solche erforderlich ist, und die Beweglichkeit des Kniegelenkes außerdem durch Kapseldurchtrennungen sowie durch zusätzliche Formung der Femurgelenkflächen zu verbessern sucht.

Infolge der herausgestellten besonderen Einschränkung der Indikation erstreckt sich der alloplastische Ersatz des Schienbeinplateaus nach MC INTOSH im eigenen Krankengut nur auf 11 Kniegelenke in 3 Jahren. Abweichend von der Technik MCINTOSHS wird die jeweilige Tibiagelenkfläche nur durch einen leicht verlängerten Bosworthschnitt freigelegt und ein dem zu resezierenden Abschnitt in seiner Größe entsprechendes Vitalliumplateau einzementiert. Dabei ist die exakte Position der Endoprothese für den Erfolg entscheidend. So wurde in einem Fall eine nachträgliche Korrekturoperation erforderlich, da die scharfe Kante einer zu schräg eingesetzten Endoprothese unter der an sich freien Bewegung des Gelenkes eine Furche in den korrespondierenden Femurknorpel gegraben hatte, die wiederum eine schwere synoviale Reaktion zur Folge hatte. Nach der Zweitoperation war das Gelenk bei freier Beweglichkeit schmerzfrei belastungsfähig.

Über die größten Erfahrungen mit dem isolierten Ersatz der *Femurgelenkfläche* verfügt wohl PLATT, der 1967 einen 10 Jahres-Überblick über die Ergebnisse seiner Muldenplastik gab. Von etwa 50 Kniegelenken wurde etwas mehr als die Hälfte völlig schmerzfrei, ein weiteres Viertel der Patienten klagte nur gelegentlich über Beschwerden. In immerhin 16 Fällen mußte die Endoprothese wieder entfernt werden; dabei mußte fünfmal eine Arthrodese vorgenommen werden. Auch ARDEN konnte unter 14 nach PLATT operierten Kniegelenken nur die Hälfte als Erfolg werten. Während PLATT seine Metallmulden individuell anfertigt, wird von AUFRANC u. JONES ein in einigen Standardgrößen verfügbares Modell für den Ersatz der Fermurgelenkfläche empfohlen. Über die vorliegenden Erfahrungen wird jedoch wenig mitgeteilt. Das eigene Krankengut erstreckt sich bei einem Beobachtungszeitraum von $2^1/_2$ Jahren auf sieben Kniegelenke. Die Endoprothese wird nach Herausklappen des Streckapparates unter Erhaltung der Kreuzbänder mit einem Stiel in der Markhöhle des Femur verankert. Dabei kommt es darauf an, von den Kondylen gerade soviel abzutragen, daß ein solider Sitz der Prothese erzielt und die Spannung der Seitenbänder erhalten wird. Die Ergebnisse sind unterschiedlich. Abschließend läßt sich wegen der Kürze des Beobachtungszeitraums, aber auch wegen der kleinen Zahl nichts sagen. Es scheint mir aber nicht vertretbar, die Indikation weitherzig zu stellen. Während beim Ersatz des Tibiaplateaus nach McIntosh wenigstens alle Patienten schmerzfrei sind, wenn auch nicht immer ein voller Bewegungsumfang erreicht werden konnte, klagen doch 3 von den 7 Patienten mit Femurkondylenersatz über Beschwerden, die allerdings erträglich sind, so daß eine Nachoperation nicht erforderlich wurde. Die Beweglichkeit ist dagegen bisher in allen Fällen deutlich besser als zuvor. Es sei jedoch darauf hingewiesen, daß gerade bei Arthrosen auf Grund von X- oder O-Beinen die stellungskorrigierende Osteotomie am Tibiakopf auch bei älteren Menschen oft ausgezeichnete Erfolge zeitigt. Sie nimmt hier etwa den Platz der intertrochanteren Osteotomien für die Coxarthrose ein.

II. Schmerzhafte, mit Instabilität einhergehende Bewegungseinschränkung

Unter dieser Kategorie finden sich die ungünstigsten Ausgangssituationen, da bei jeder Belastung Unsicherheit besteht und außerdem Schmerzen ausgelöst werden. Gerade die Instabilität beschleunigt jedoch den weiteren Verschleiß erheblich; sie steigert allmählich die Schmerzen, so daß der Kranke vor jedem Schritt Angst hat, das Gelenk schont und somit durch funktionelle Unterbeanspruchung weiter zur Kontrakturentwicklung beiträgt. Ursache sind häufig jene Arthrosen, die sich aus Achsenfehlstellungen entwickeln, meistens angeborene bzw. konstitutionell, somit doppelseitig.

Bei *leichteren* Formen von Instabilität bietet eine der beschriebenen Hemialloarthroplastiken für sich allein oder mit zusätzlicher Achsenkorrektur durch Osteotomie und Spanunterfütterung Aussicht auf Erfolg. Die Einlagerung eines keilförmigen Spanes, der durchaus heteroplastischer Natur sein kann, wird bevorzugt, weil hierdurch eine größere Bandstabilität erzielt wird.

Bei *schwerer*, vor allem *doppelseitiger* instabiler Arthrose, die zur Verbesserung oder doch Erhaltung der Beweglichkeit wenigstens einer Seite zwingt, wird dem totalen Gelenkersatz durch eine metallische Scharnierendoprothese der Vorzug gegeben, von der bisher mit Recht nur zögernd Gebrauch gemacht zu werden scheint. 1960 berichtete Walldius erstmalig über 64 derartige Operationen an 51 Patienten; ein Teil davon hatte also eine doppelseitige Totalplastik erhalten. Die Frühresultate, die sich immerhin bereits auf einen Beobachtungszeitraum von 8 Jahren erstreckten, ermutigten den Verfasser, die Indikation zu erweitern. Shiers sah 1961 bei 28 mit seinem Modell versehenen Patienten sechs Materialbrüche, die jedoch jetzt vermeidbar sein dürften. Young stellte 1963 die Ergebnisse der an der Mayoklinik mit seiner Scharnierprothese ausgeführten Plastiken, insgesamt 31, vor. Wenn diese drei Autoren hier herausgestellt wurden, so geschah dies, weil ihre Modelle die heute am meisten gebräuchlichen sind. Dabei sei jedoch betont, daß auch andere Operateure, wie z. B. Merle d'Aubigné, um diese Entwicklung Verdienste erworben haben, worauf auch Gschwend in seiner Monographie hinweist.

Im eigenen Krankengut wurde das Modell von Young bevorzugt, das allerdings im Gegensatz zu dem von Walldius, welches standardisiert ist, individuell gearbeitet werden muß. Mechanisch erscheint es jedoch zuverlässiger, vor allem wenn man beide Teile einzementiert. Die Technik ist diffizil. Young wendet stets den Textorschnitt an und nimmt die Patella heraus. Beides muß als Quelle von Mißerfolgen angesehen werden. Der Textorschnitt schafft einen Hautlappen, der durch das darunterliegende Metall besonders gefährdet ist. Die Patellektomie beeinträchtigt erstens das funktionelle Ergebnis, da das aktive Streckvermögen herabgesetzt wird; sie bringt aber zweitens die Gefahr einer späteren Ruptur der Sehne mit sich, die über das Metall gleitet und gerade bei Rheumatikern eine besondere Fragilität aufweist. Nur das erste Kniegelenk von den zehn eigenen Fällen wurde nach dieser Originaltechnik operiert und prompt eine nachträgliche Sehnenruptur mit Aufhebung der aktiven Streckung erlebt. In allen übrigen neun Fällen wurde der laterale nach proximal verlängerte Payr-Schnitt angewandt, der eine bessere Durchblutung garantiert, und der gesamte Streckapparat intakt gelassen. Die auf diese Weise notwendige schrittweise Resektion der artikulierenden Flächen erfordert zwar mehr Sorgfalt und Zeit. Der Aufwand lohnt sich jedoch. Alle neun Kniegelenke sind gut beweglich und stabil belastungsfähig. Die Patienten sind schmerzfrei. Der Regelfall ist dann die Versteifung der anderen Seite.

Während die Alloarthroplastiken der Hüfte trotz vieler anfänglich schlechter Erfahrungen und großer Skepsis, die ihnen u. a. auch von unserem Herrn Vorsitzenden noch vor wenigen Jahren entgegengebracht wurde, inzwischen mit verbesserten Modellen und vervollkommneten Techniken einen Siegeszug angetreten haben, bleiben für die Alloplastiken des Kniegelenkes noch viele Fragen offen. Das Risiko der Infektion ist hier bei der geringen Weichteildeckung im Gegensatz zur Hüfte größer. Im eigenen Krankengut wurde bisher ein Spätabsceß nach einem Jahr gesehen.

Als besonders wichtig muß die Operationstechnik angesehen werden, die der Gewebsschonung und damit den Durchblutungsverhältnissen in höherem Maße Rechnung trägt.

Summary

In opposition to the alloarthroplasties of the hip joint, the adequate operation in the knee is not yet a measure of routine. The latter cannot be recommended for general use. It must be distinguished between the arthroplasties in form of an isolated substitute of the condyle of the femur, one of both plateaus of the tibia head, and the total prosthesis. Specially for the substitute of the plateau of the tibia head the posttraumatic changes, i. e. the localised arthroses after fracture of the tibiahead, furnish the better results. The total prosthesis — here the model of Young is preferred — should be limited to cases of bilateral arthroses connected with instability. The results of the different procedures are discussed and shown in particular examples.

Literatur

Arden, P.: Platt-arthroplasty of the knee in rheumatoid arthritis. In: Chapchal, G.: Synovectomy and arthroplasty in rheumatoid arthritis. Heidelberg: Thieme 1967.

Aufranc, O., Jones, W.: In: Round table discussions. S.I.C.O.T.-Kongress, Paris 1963.

Bürkle de la Camp, H.: Die Untersuchungsbefunde von zwei homoioplastisch verpflanzten Kniegelenken. Dtsch. Z. Chir. **217**, 109 (1929).

— Fehler und Gefahren der Alloplastik in der Knochen- und Gelenkchirurgie. Langenbecks Arch. klin. Chir. **289**, 463—475 (1958).

Edwards, A. H.: Operative procedure suggested for the repair of collateral ligaments of the knee-joint. Brit. J. Surg. **8**, 266 (1921).

— Repair of crucial ligaments (gracilis and semitendinosus). Brit. J. Surg. **13**, 432 (1926).

Groves, E. W. M.: The crucial ligament of the knee joint: their function, rupture and the operative treatment of the same. Brit. J. Surg. **7**, 505 (1920).

Gschwend, N.: Die operative Behandlung der progressiv chronischen Polyarthritis. Stuttgart: Thieme 1968.

Jedrzejewska, H.: An analysis of failures of the operative technique in arthroplasty and plastic resection of the knee-joint. Chir. Narząd. Ruchu **32**, 235 to 239 (1967).

Lange, M.: Orthopädisch-chirurgische Operationslehre, 2. Aufl. München: J. F. Lehmann 1962.

Lexer, E.: Die Verwendung der freien Knochenplastik nebst Versuchen über Gelenkversteifungen und Gelenktransplantationen. Verh. dtsch. Ges. Chir. 1908.

McIntosh, D. L.: Arthroplasty of the knee in rheumatoid arthritis using the hemiarthroplasty prosthesis. In: Chapchal, G.: Synovectomy and arthroplasty in rheumatoid arthritis. Stuttgart: Thieme 1967.

McKeever, D. C.: Tibial plateau prosthesis. Clin. Orthop. **18**, 86—95 (1960).

Merle d'Aubigné, R.: Zit. b. Lacheretz, M.: Traitement des ankyloses. Rev. Orthop. **38**, 495 (1953).

Payr, E.: Gelenksteifen und Gelenkplastik. Berlin: Springer 1934.
Platt, G.: Ten-year independent follow-up on mould arthroplasty of the knee. In Chapchal, G.: Synovectomy and arthroplasty in rheumatoid arthritis. Stuttgart: Thieme 1967.
Shiers, L. G. P.: Hinge arthroplasty for arthritis. Rheumatism **17**, 54—62 (1961).
Sukhonosenko, V. M.: Restorative operations in injury to the ligamental apparatus of the knee-joint. Ortop. Travm. Protez. **29**, 60—64 (1968).
Walldius, B.: Arthroplasty of the knee using an endoprosthesis. 8 years experience. Acta orthop. scand. **30**, 137—148 (1960).
Witt, A. N.: Zum Problem des Knochenersatzes durch Endoprothesen. Z. Orthop. **91**, 193—198 (1959).

Prof. Dr. G. Friedebold
Orthopädische Klinik und
Poliklinik der Freien Univ. Berlin im
Oskar-Helene-Heim
1 Berlin 33
Clayallee 229

Die Gelenkplastiken am Hüftgelenk

Von **M. E. Müller**

Und nun sind wir am Hüftgelenk angelangt, dort wo mit Endoprothesen bis jetzt die größten Erfolge und... Mißerfolge erzielt worden sind, dort wo unser größtes Interesse liegt, dort wo auch die Zahl der notwendigen Eingriffe am größten ist.

Obwohl die Totalprothese am Hüftgelenk seit bald 10 Jahren an einigen europäischen Zentren als Standardbehandlung der Coxarthrose beim alten Menschen galt, sind die Möglichkeiten dieser Methode erst seit dem SICOT-Kongreß in Paris im Jahre 1966 allgemein erkannt worden. Seither hat sich das Verfahren mit gleicher Geschwindigkeit ausgebreitet wie seinerzeit die Judet-Prothese. In Anbetracht der außerordentlich guten primären Ergebnisse ist es nicht verwunderlich, daß heute in Europa monatlich über 1000 Totalprothesen eingesetzt werden. Bald werden es ebenso viele in der Woche, vielleicht sogar im Tag sein, und wir können nur hoffen, daß sie nicht für viele Patienten und etliche Operateure zur Tragödie werden.

Geschichtliches

Schon bald nach der Einführung der Endoprothesen von Judet im Jahre 1947 und von Moore im Jahre 1952 wurden die günstigen Ergebnisse der *einfachen Schenkelkopfprothesen* bei gesundem Knorpel, z. B. nach frischen Schenkelhalsfrakturen, den ungünstigen Resultaten bei verändertem Knorpel, z. B. wie bei der fortgeschrittenen Coxarthrose oder gewissen Schenkelkopfnekrosen, gegenübergestellt. Deshalb wurde seit Beginn der 50er Jahre versucht, beide Hüftgelenkanteile, nämlich Pfanne und Schenkelhals, zu ersetzen. Aufranc verwendete zwei Vitalliumkapseln, und Herbert kombinierte einen Schenkelkopf aus Vitallium mit einem Cup. Kanadische Autoren setzen eine Moore-Prothese in einen Cup nach McBride ein, während es McKee mit einem Schenkelkopf nach Thompson und einem mit einer Schraube fixierten Cup versuchte. Entscheidend für den Durchbruch der Totalprothese war der Vorschlag von John Charnley im Jahre 1959, die Prothesenanteile mit einer körperverträglichen Kittmasse im Becken bzw. in der Femurmarkhöhle festzumachen. Als Kitt verwendete er ein in der Zahnheilkunde seit langem bekanntes Methylmethakrylatpräparat, das vom Körper nahezu reaktionslos vertragen wird.

Heutige Modelle der Totalprothese

Es ist um so schwieriger, sich im Walde der wie Pilze im Frühling herausschießenden neuen Totalprothesenmodelle zurechtzufinden, als jeder Autor seine eigene Schöpfung verteidigt. Die bekanntesten Modelle sind diejenigen von Charnley und McKee. Charnley verwendet einen kleinen Schenkelkopf von rund 22 mm Durchmesser aus rostfreiem Stahl. Anfangs benutzte er eine Teflonpfanne, später wechselte er zur Polyäthylenpfanne über. McKee dagegen schlägt einen verhältnismäßig großen Schenkelkopf mit einem Durchmesser von 42 mm und einem Cup aus der gleichen Chrom-Kobaltverbindung vor. Während Charnley den Trochanter major im Verlauf der Operation abmeißelt, deckt McKee das Pfannendach ab und

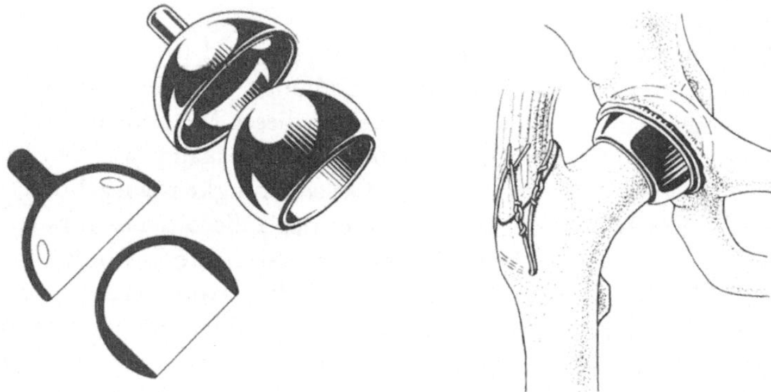

Abb. 1. Der *Doppelcup* besteht aus zwei Bestandteilen aus einer Chrom-Kobaltlegierung. An der Pfanne sind drei Plastikgleitlager angebracht, die eine Selbstschmierung gewährleisten. Eine Resektion des Schenkelkopfes entfällt, so daß jederzeit eine Arthrodese ohne Verkürzung möglich ist

führt seine Prothese durch einen antero-lateralen Zugang ein. Anläßlich des SICOT-Meetings im Jahre 1966 zeigten wir eine eigene Prothese, ebenfalls aus einer Chrom-Kobaltlegierung, mit Delringleitlager, ein sog. selbstschmierendes Modell. Gleichzeitig wurden Versuche mit einer Prothese unternommen, die derjenigen von Charnley gleicht, jedoch einen etwas größerem Schenkelkopf von 32 mm im Durchmesser aufweist und einen Schaft besitzt, der leicht ausgewechselt werden kann.

Alle diese Prothesen werden eingekittet. Aus Furcht vor dem Zement wurden in den letzten Jahren einige neue Modelle ohne Einzementierung vorgeschlagen. Hier ist hauptsächlich die Ringprothese zu erwähnen, bei der die künstliche Pfanne aus Chrom-Kobalt mit einer 9,5 cm langen Schraube versehen ist. Als Gegenstück benützt Ring eine modifizierte Moore-Prothese mit einem Schenkelkopfdurchmesser von 41,3 mm.

Weil wir bei jungen Knochen nicht gern Zement verwenden und uns die Rückzugsmöglichkeit der Arthrodese nicht verbauen möchten, haben wir eine *Doppelcupprothese* mit Gleitlagern entwickelt (Abb. 1). Wir verwenden sie bei Kopfnekrose und zentraler Luxation bei Jugendlichen jedesmal dann, wenn eine Arthrodese angezeigt wäre. Bei einem Fehlschlag ist dann jederzeit eine Arthrodese ohne erhebliche Verkürzung möglich. Als Hauptindikation erachten wir die zentrale Hüftluxation.

Leider ist das Prinzip der Totalprothese so erstaunlich gut, daß anfänglich jede Art von Totalprothese die Forderungen der Schmerzfreiheit, der Beweglichkeit und Standfestigkeit erfüllen wird. Bestimmend für die Güte einer Totalprothese ist aber die Dauerhaftigkeit von Material und Verankerung.

Dauerhaftigkeit des Materials

Die Abnützung der Prothese muß auf ein Minimum reduziert werden. Je größer die Reibung, desto größer ist aber die Abnützung. Die Reibung wird um so kleiner sein, als der Schenkelkopf absolut sphärisch, d. h. einwandfrei bearbeitet worden ist. Mit zunehmender Größe des Schenkelkopfes wird jedoch seine Bearbeitung schwieriger. Materialmäßig haben sich die Kombination Plastik/Metall und die Chrom-Kobaltlegierung gegen die Chrom-Kobaltlegierung durchgesetzt.

Die Prothesen mit Metall-Metallkontakt haben sich deshalb bis jetzt bewährt, weil die Chrom-Kobaltlegierungen, wie das Vitallium und das Protasul, überaus harte Substanzen sind, die sich nur sehr langsam abnützen.

Die Größe des Schenkelkopfes ist, wie schon gesagt, von Wichtigkeit. Bei der Kombination Metall/Polyäthylen sind die Reibung und somit die Abnützung um so kleiner, je kleiner der Kopfdurchmesser ist, weil Polyäthylen wasserabstoßend und selbstschmierend wirkt. Bei Metall-Metallkontakt muß eine Flüssigkeit zwischen den Flächen die Schmierung übernehmen. Hier ist die gegenteilige Regel gültig: je größer der Durchmesser, desto besser die Schmierung. Dies natürlich nur bei gleichbleibender Konzentrizität der Gelenkflächen.

Die Verankerung

Sie hängt von der Körperverträglichkeit der Kittmasse und den Gelenkanteilen ab, ferner von der Tiefe der Verankerungslöcher, von der Beanspruchung der Kittmasse, die bei exzentrischen Schlägen zu Rißbildungen neigt, und von dem Reibungskoeffizient der Gelenkkörper. Bei stark erhöhter Reibung wird sich jede noch so stabile Verankerung mit der Zeit lockern.

Bei uns hat sich das „Bone-Cement" von CHARNLEY bewährt, weil seine Verträglichkeit bis jetzt unerreicht erscheint und seine Handhabung gegenüber anderen Produkten vereinfacht ist.

Damit es nicht zu einer exzentrischen Beanspruchung des Zementes kommt, muß die plastische Gelenkkappe entweder sehr dick sein, damit sich der Druck möglichst verteilt, oder die Metallpfanne so verstärkt, daß sie sich bei Beanspruchung nicht deformieren kann.

Als plastische, selbstschmierende, gut verträgliche Plastikmasse hat sich das schwermolekulare Polyäthylen bewährt. Sein Nachteil ist die Schwierigkeit der Sterilisation, denn das Polyäthylen verträgt keine Temperatur über 85°.

Ob sich das Polyesther, das wir auf Vorschlag von WEBER bei unseren sehr alten Patienten mit Schenkelhalsfrakturen in klinischer Erprobung verwendet haben, bewähren wird, läßt sich noch nicht definitiv beurteilen. Die in Davos in vitro und in vivo durchgeführten Experimente sind noch nicht derart ausgefallen, daß man ihm ohne weiteres grünes Licht geben könnte. Der Vorteil des Polyesther (z. B. Polyprophylen) wäre die Möglichkeit der Sterilisation bei 135°.

Bei der Metall-Metallprothese sind die Reibung und somit die Beanspruchung der Verankerung gegenüber der Charnleyprothese stark erhöht. So mußten wir im Laufe von 5 Jahren die Hälfte der bei uns eingesetzten McKee-ähnlichen Prothesen wegen Lockerung der Verankerung wieder entfernen. Unserer Ansicht nach ist auch die Form der Prothesenanteile von besonderer Bedeutung. Der Stiel sollte so konstruiert werden, daß er sich jederzeit, auch eingekittet, leicht entfernen läßt. Sonst werden bei einer eventuell notwendigen Extraktion erhebliche Schwierigkeiten auftreten.

Neue Modelle — und es sind schon über zwei Dutzend auf dem Markt — bedürfen einer Menge von Nachprüfungen mechanischer und biologischer Art,

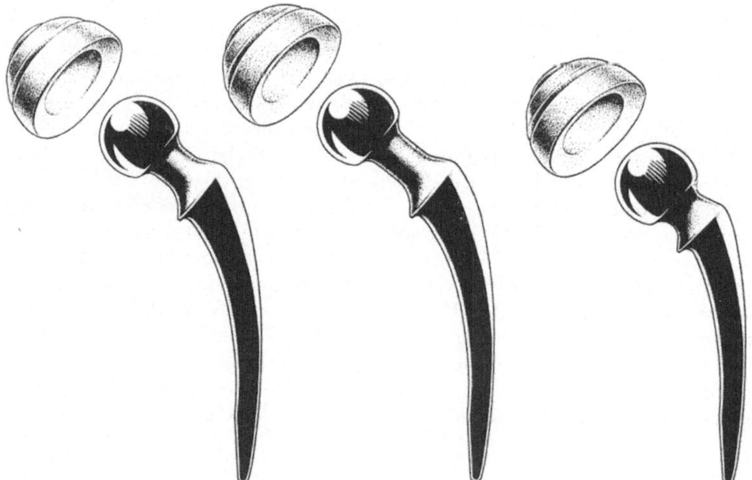

Abb. 2. *Die drei Totalprothesen Modell Charnley/Müller, die wir am häufigsten verwenden:* Drei verschiedene Halslängen, zwei verschiedene Stieldicken. Jeder Stiel ist so gebaut, daß die einzementierte Prothese ohne weiteres herausgeschlagen werden kann. Pfanne aus Polyäthylen

bis sie wirklich dem entsprechen, was sich Arzt und Pat. von ihnen versprechen. Sonst werden wir bald mit Materialbrüchen, rascher Abnützung, Lockerung der Verankerungen und Unverträglichkeit rechnen müssen.

Das Modell, das wir heute vorziehen, besteht aus einem Schenkelkopf aus Chrom-Kobalt von 32 mm Durchmesser, einem Stiel, der konzentrisch ist und trotz Einzementierung ausgewechselt werden kann, und einer Pfanne aus hochmolekularem Polyäthylen. Drei Halslängen und zwei Stieldicken stehen zur Verfügung, um jeden Fall zuverlässig zu versorgen. Somit ist es möglich, die Beinlängen weitgehend auszugleichen, was auch bei engem Markraum, z. B. bei Zuständen nach Hüftluxationen, eine zuverlässige Versorgung erlaubt (Abb. 2 u. 3).

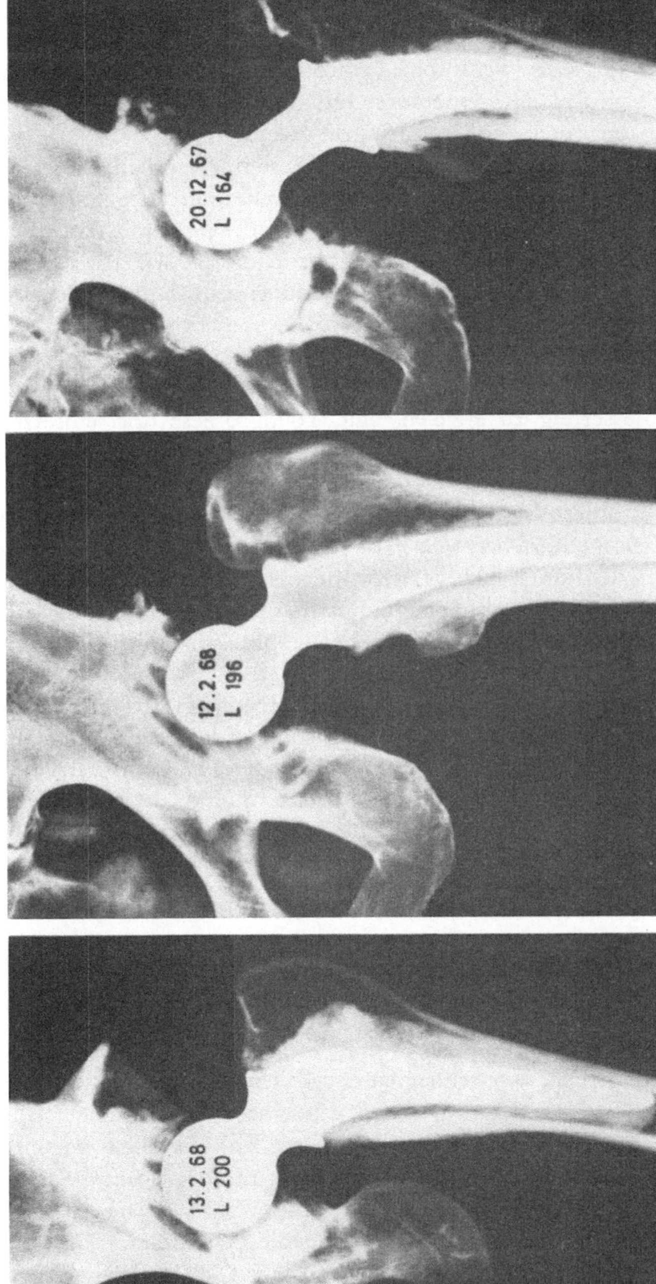

Abb. 3. *Die drei Prothesen in situ:* Lage der Pfanne = 45° in der Frontalebene, 10° bis höchstens 15° Anteversion. Die Verankerung ist erkennbar, weil die Kittmasse mit Bariumsulfat vermischt wurde

Indikation

Unseres Erachtens ist die Indikation beim über 65jährigen Patienten jedesmal dann gegeben, wenn seine arthrotischen Hüftschmerzen so unerträglich werden, daß eine Operation unumgänglich ist. Der Allgemeinzustand muß aber einen größeren Eingriff erlauben.

Bei jüngeren Patienten ist die Totalprothese nur dann angezeigt, wenn mit einer anderen Methode kein ordentliches oder gutes Ergebnis erwartet werden kann. Im allgemeinen diskutieren wir bei jüngeren Patienten die Indikation der Totalprothese nur dann, wenn die Kopf-Hals-Resektionsoperation nach Girdlestone in Frage kommt: z. B. bei der Bechterew-Erkrankung, wo die Gelenkprothesen sowieso nicht mehr viel belastet werden sollen, und bei doppelseitigen versteiften Hüftgelenksarthrosen anderer Ätiologie. Es ist aber nicht zu verantworten, daß man, um eine momentane Besserung zu erzielen, eine Totalprothese dort einsetzt, wo eine Osteotomie, eine Pfannendachplastik oder eine Arthrodese in Frage kämen.

Die Totalprothese ist ebenfalls dann indiziert, wenn ein erster Eingriff nicht zum Ziele geführt hat, wie z. B. nach einem Fehlschlag nach intertrochanterer Osteotomie bei verschwundenem Gelenkspalt, nach einer Arthrodese, kombiniert mit hochgradigen Rückenschmerzen, nach einer Girdlestone-Operation und nach einer alten Kopfnekrose mit Teilzerstörung des Gelenkknorpels.

Bei der Indikation ist zudem zu berücksichtigen, daß sich nur diejenigen Chirurgen an diesen Eingriff heranwagen sollten, die gewillt sind, drastische Asepsismaßnahmen durchzuführen. Es ist auch selbstverständlich, daß das gesamte notwendige Instrumentarium und die verschiedenen Prothesen zur Verfügung stehen sollten. Ganz besonders aber muß die Kenntnis aller bestehenden Komplikationsmöglichkeiten und ihrer Behandlung vorausgesetzt werden.

Operationstechnik

Die Operationstechnik wird in einem Film von Herrn Schneider erörtert. Ich möchte nur darauf hinweisen, daß wir einen kurzen Hautschnitt benötigen und das Gelenk zwischen dem Tensor fascia latae und den kleinen Glutäen erreichen. Wir schneiden den Schenkelhals im allgemeinen in loco, zeitweise aber luxieren wir den mit einem Zapfenzieher fixierten Schenkelkopf aus der Pfanne. Den Trochanter major meißeln wir nur bei hochgradiger Osteoporose ab, d. h. in weniger als 10% unserer Fälle.

Wichtig ist die tiefe Verankerung sowohl im Pfannendach als auch im Bereich des Os pubis und des Os ischii. Für die Pfanne erachten wir eine Neigung von 45° gegenüber der vertikalen bzw. der horizontalen Achse als die optimale Lage. Gleichzeitig führen wir eine leichte Anteversion der Pfanne von 10 bis höchstens 15° durch. Was den Schenkelhals anbelangt, glauben wir, daß eine Antetorsion zwischen 0 und 10° günstig ist. Bei Außenrotationsfehlstellung durchtrennen wir die kleinen Außenrotatoren. *Postoperativ* lagern wir das Bein in einer Schaumgummischiene, führen eine Extension mit 3 bis 4 kg über einen Klebeverband durch und beginnen mit aktiven Übungen schon nach 24 Std. Nach 3 oder spätestens 4 Tagen werden alle Verbände weggenommen; die Drains werden nach 48 Std entfernt. Nach 7 Tagen können die Patienten am Bettrand sitzen und danach aufstehen. Am 15. Tag sind sie im Gehbad. Normalerweise können die Patienten, bei denen keine vollständig neue Hüftpfanne herausgemeißelt werden mußte, mit einem Stock frei umhergehen. Wenn eine ganz neue Pfanne modelliert wurde, wie z. B. bei einer hohen Hüftluxation, warten wir mit der Belastung etwas länger, bis sich eine Sklerose an der Grenze des Kontaktes zwischen Beckenknochen und Zement gebildet hat.

Komplikationen nach Totalprothese

Mein jetziger Oberarzt, A. Boitzy in Bern, und mein ehemaliger Assistent, H. Zimmermann in St. Gallen, haben nach Durchsicht von 683 Totalprothesen die Komplikationen dieses Eingriffes eingehend studiert. Sie zeigten, daß die Komplikationen in drei Gruppen eingeteilt werden können: die peroperativen Komplikationen, die Frühkomplikationen und die Spätkomplikationen.

Die *peroperativen Komplikationen* hängen mit der Operationstechnik und mit der Erfahrung des Operateurs zusammen. Beschwerden wegen einer Perforation des Pfannenbodens wurden zweimal gefunden, wobei jedesmal eine Menge von Zement in das Becken eingedrungen war. Heute führen wir bei einer solchen Perforation des Pfannenbodens eine doppelte Einzementierung durch.

Zweimal haben wir eine diaphysäre Perforation miterlebt. Diese tritt dann ein, wenn man den Trochanter nicht abmeißelt und die Richtung der Markhöhle nicht vor Einführung der Raspel mit einem langen scharfen Löffel objektiviert hat. In solchen Fällen ragt die Spitze der Prothese dorsal heraus und tangiert dann den Ischiasnerv, was zu entsprechenden ausstrahlenden Schmerzen führt.

Dreimal in derselben Serie von 683 Fällen kam es zu einer peroperativen Fraktur des Femurschaftes, jedesmal bei einer Hebelwirkung beim Repositionsmanöver. Wir haben früher solche Frakturen ebenfalls am Anfang der Operation bei einer hochgradigen Osteoporose erlebt. Im allgemeinen wird durch diese Komplikation die Nachbehandlung bei richtiger Sofortversorgung kaum beeinflußt. Wenn eine solche Fraktur festgestellt wird, fixieren wir sie sofort mit einer breiten Platte. Und auch diese Patienten können nach 8 Tagen aufstehen und sich nach 14 Tagen im Gehbad bewegen.

Zweimal erlebten wir Blutungen aus der Femoralisvene. Wahrscheinlich wurde die Verletzung durch unvorsichtiges Einführen der Spitze eines Hohmann-Hakens hervorgerufen.

Was die Nervenverletzungen anbelangt, so fanden wir einmal eine leichte Ischiadikusläsion mit Peronäuslähmung und fünfmal eine Femoralisparese. Diese Femoralisparesen sind wahrscheinlich durch die Coagulation eines Blutgefäßes am vorderen Pfannenrand hervorgerufen worden.

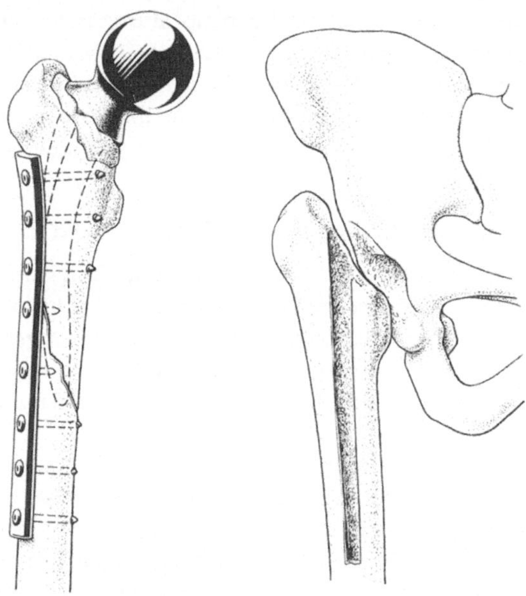

Abb. 4. *Die häufigsten Komplikationen und ihre Behandlung:* a Bruch der Diaphyse und Versorgung mit einer Platte. b Infekt und Entfernung der Kittmasse durch einen breiten ventralen Spalt

Vier Patienten starben während des Klinikaufenthaltes, 3 an einer Lungenembolie, einer an einem Transfusionszwischenfall. Das sind 0,7% aller Fälle.

Somit haben wir 3% peroperative Komplikationen erlebt, wobei nur eine Femoralisblutung einen zweiten Eingriff erforderte.

Die *Frühkomplikationen* sind ebenfalls auf technische Mängel zurückzuführen, d. h. auf eine ungenügende Operationstechnik.

Fünfmal erlebten wir eine Luxation des Femurkopfes, jedesmal im Laufe der ersten Woche. Zweimal mußte eine Reoperation vorgenommen werden. Von diesen fünf Luxationen war eine durch zu starke Verkürzung des Beines hervorgerufen worden, und viermal waren die Prothesenanteile nicht richtig eingeführt, d. h. die Pfanne zeigte eine Anteversionsstellung von über 40°, oder dann war eine Antetorsionsfehlstellung des Schenkelkopfes von über 40° vorhanden. Zweimal wurde reoperiert; bei den anderen drei Patienten konnte die Luxation in Narkose eingerenkt werden und es kam nicht mehr zu einem Rezidiv.

Dreimal bei 683 Fällen mit Polyäthylenpfanne lockerte sich die Hüftgelenkpfanne wegen einer Insuffizienz der Verankerung. Dies ist gegenüber der hohen Zahl der Lockerungen bei der McKee-Prothese besonders hervorzuheben.

Die Pseudarthrose des Trochanter major erlebten wir früher nur, wenn wir den Trochanter major abmeißelten, um den Muskelhebelarm zu verbessern. Seitdem wir den Schenkelhals in situ durchtrennen und Prothesen mit verschiedenen Halslängen besitzen, ist die Trochanterabmeißelung nicht mehr notwendig. Wir haben nicht alle Pseudarthrosen des Trochanter major sicher diagnostizieren können, schätzen aber ihre Zahl zwischen 6 und 10%. CHARNLEY hatte 7% Pseudarthrosen im Jahre 1964.

Diese Frühkomplikationen verlangten total 10 Reoperationen, das sind 1,5% aller Fälle.

Die *Spätkomplikationen* bestehen aus Verkalkungen und Infekten.

Die *Verkalkungen* können zu Teil- oder Totalversteifung führen. Meistens sind die Patienten trotzdem zufrieden, weil sie beschwerdefrei sind.

Die *Infekte* sind die schlimmsten Komplikationen, mit denen man rechnen muß, denn sie führen zu einem schlechten funktionellen Ergebnis. Die Prothese muß entfernt werden, was ein recht schwieriger und langer Eingriff sein kann.

Bis 1964 errechnete CHARNLEY 4,4% Infektionen, HUGGLER gab 1969 4% Infekte an, und bei uns hatten wir bei 683 Totalprothesen 3,9% Infekte. Diese Zahlen nehmen aber auf das potentielle Infektionsrisiko keine oder nur zu wenig Rücksicht. Wir fanden z. B. 7 Frühinfekte von 27 Fällen im ersten Jahr, dabei nur einen Fall während des ersten Spitalaufenthaltes. Unter diesen 27 Fällen befanden sich ferner 8 Spätinfekte und 12 schleichende Infekte. Alle konnten saniert werden.

Während bei 15 von 27 Fällen deutliche Zeichen eines Infektes mit einer Schwellung, Rötung und oft auch mit einer Fistelbildung bestanden, ließen sich bei 12 Fällen überhaupt keine sicheren Zeichen von Infekten finden. Die Diagnose war schwierig, und die Patienten klagten über Belastungsschmerzen. Abwechselnde und langzeitige Antibioticabehandlung führte nicht zum Erfolg. Bakteriologisch gesehen, fanden wir bei Frühinfekten hauptsächlich Staphylococcus aureus, gefolgt von Staphylcoccus albus. Bei schleichendem Infekt überwiegt der Staphylococcus albus bei weitem. In 4 Fällen wurden überhaupt keine Infektkeime gefunden, insbesondere fanden wir auch keine Anaerobier. Bei den Spätinfekten sind die Keime vielfältig. Wir fanden Streptokokken, Enterokokken, Staphylococcus aureus und Staphylococcus albus.

Heutzutage versuchen wir, durch noch drastischere Maßnahmen die Infektionsquote herabzusetzen, und bei den Fällen der letzten 2 Jahre scheinen wir bedeutend weniger Infekte zu haben als früher. Trotzdem kommen jetzt schon wieder Patienten, die seit 2 oder 3 Jahren einen Infekt aufweisen, so daß eben gerade diese Spätinfektionen ein wesentliches Problem werden.

Man weiß heutzutage, daß man mit der Totalprothese einen Patienten fast augenblicklich von seinen Schmerzen befreien kann. Man weiß aber nicht, wie lange die guten Ergebnisse bestehen bleiben, und man kann nur davor warnen, Totalprothesen dort einzusetzen, wo sich mit anderen gelenkerhaltenden Eingriffen ähnliche Ergebnisse erwarten lassen.

Tabelle. *Zahl der Infekte bei 683 Prothesenfällen: Datum des Einsetzens und der Herausnahme. Die Tabelle zeigt, daß z. B. im Jahre 1968 eine Totalprothese nach 4 Jahren, 2 nach 3 Jahren, 1 nach 2 Jahren und 5 nach 1 Jahr und nur 1 vom selben Jahr entfernt wurden*

Entfernung	Einsetzung					
	1964	1965	1966	1967	1968	Total
1965	3	3				6
1966		3				3
1967	2	2	3	1		8
1968	1	2	1	5	1	10
Total	6	10	4	6	1	27

Erst bei über 65jährigen Patienten mit starken Hüftschmerzen sollte die Indikation zur Totalprothese öfters gestellt werden.

Die materiellen Voraussetzungen — besonders das Operieren unter möglichst aseptischen Verhältnissen — sollten aber zum mindesten gewährleistet sein, denn auch bei alten Menschen bedeutet eine infizierte Totalprothese eine Tragödie.

Summary

More and more total prostheses in the hip joint take the place of the simple prostheses for the head of the femur. Soon these will be indicated in certain fractures of the neck of the femur in old people only. This method succeeded 11 years ago after it became well-known that acrylic resin can act as cement. First successes continued over years. Indication is given in unilateral cases seldom before the age of 65, in bilateral coxarthroses seldom before the age of 60, for the failures, even catastrophes owing to late infection, increase from year to year.

Prof. Dr. M. E. Müller
Orthop. Univ.-Klinik Lindenhof
CH-3000 Bern, Schweiz

Unsere Erfahrungen mit der Alloarthroplastik am Hüftgelenk

Von G. MAURER und H. SCHOLZE*

In den letzten 9 Jahren führten wir in der Chirurgischen Klinik rechts der Isar der Technischen Hochschule München bei 75 Patienten — 61 Frauen und 14 Männer — Alloarthroplastiken am Hüftgelenk durch. Die

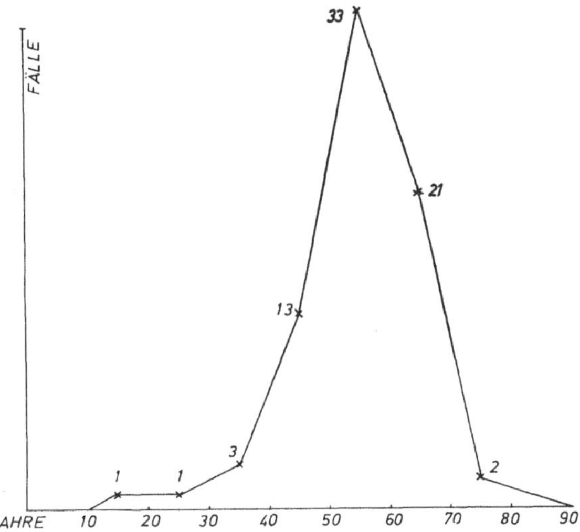

Abb. 1. Altersverteilung unserer Pat. zum Zeitpunkt des Einsetzens einer Hüftkopfendoprothese. Der Gipfel liegt beim 6. und 7. Lebensjahrzehnt

meisten unserer Patienten befinden sich im 7. und 8. Lebensjahrzehnt (Abb. 1). Als untere Altersgrenze nehmen wir das 50. Lebensjahr an. Bei jüngeren Patienten entschließen wir uns nur in Ausnahmefällen zu dieser Operation. Eine obere Altersbegrenzung gibt die Operationsfähigkeit der Patienten. Dabei sind wir der Ansicht, daß das Einsetzen einer Endoprothese den Patienten kaum stärker belastet als die Stabilisierung einer Schenkelhalsfraktur mit dem Laschennagel.

Die von uns behandelten Patienten kommen ausschließlich aus unserem *unfallchirurgischen* Krankengut. Die Indikation zum Einsetzen einer Endo-

* Vortragender G. MAURER.

prothese stellt daher in 61 Fällen eine ausgeprägte oder beginnende Hüftkopfnekrose als Komplikation einer osteosynthetisch versorgten Schenkelhalsfraktur dar. Sieben mal wurde eine Alloarthroplastik wegen eines mit einer Pseudarthrose ausgeheilten Schenkelhalsbruches durchgeführt. In sieben Fällen schließlich entschlossen wir uns in jüngerer Zeit bei einer frischen medialen Schenkelhalsfraktur bei Patienten jenseits des 70. Lebensjahres zur primären prothetischen Ersatzoperation. Für dieses Vorgehen sprechen gewichtige Gründe. Mit einer primären Endoprothese ersparen wir diesen Patienten oft eine lange Leidenszeit und die dann notwendig werdende zweite Operation. Bei der Sofortoperation treffen wir so gut wie immer eine unversehrte Gelenkpfanne an. Außerdem vermeiden wir das bei einer Zweitoperation nach Laschennagelung immer vorhandene, das Metall umgebende Narbengewebe, häufig in Verbindung mit kleinen Seromhöhlen. Diese können das Auftreten einer Infektion begünstigen. Bei Patienten in stark reduziertem Allgemeinzustand, bei denen die Frühmobilisation von vitaler Bedeutung ist, stellen wir die Indikation zum primären prothetischen Hüftkopfersatz weiter. Diese Patienten vertragen nach entsprechender Vorbereitung die primäre Kopfplastik noch gut, nicht aber den zweiten Eingriff nach mißlungener Nagelung.

Die modernen Prothesen genügen in gewebsbiologischer, gelenkmechanischer und statischer Hinsicht voll den an sie gestellten Forderungen. Anfangs verwendeten wir zum plastischen Hüftkopfersatz die Spezialkopfprothese nach MOORE, später in der Modifikation nach WITTEBOL. Jetzt bevorzugen wir die Spezialkopfprothese nach MÜLLER. Sie bietet uns wesentliche Vorteile. Der Prothesenstiel ist kürzer als bei der Prothese nach WITTEBOL — daher leichter bis zur Spitze in Palacos zu verankern (Abb. 2). Entscheidend aber ist, daß der Prothesenschaft in Form und Querschnitt genau mit dem Schaft der Totalprothese nach CHARNLEY-MÜLLER übereinstimmt. Dadurch ist es möglich, mit geringstem Aufwand erforderlichenfalls eine Kopfprothese in eine Totalprothese umzuwandeln. Zur Durchführung der Plastik erreichen wir das Hüftgelenk über einen dorsalen Zugang. Dabei wird der Glutäus maximus in Faserrichtung stumpf auseinandergedrängt, die kurzen Außenrotatoren werden an ihrem Ansatz abgetrennt. Der Überblick über das Hüftgelenk ist gut, auf das Abtrennen der Trochanter major-Spitze kann immer verzichtet werden. Der Schenkelhals wird mit der oszillierenden Säge in der zuvor bestimmten Höhe und Neigung durchtrennt. Die Prothese ist so einzupassen, daß das Zentrum des Prothesenkopfes in Höhe der Trochanterspitze oder knapp darüber liegt. So erhalten wir eine unveränderte Beinlänge und eine funktionell optimale Spannung der Abductorenmuskulatur. Auf die Übereinstimmung von Prothesenkopfgröße und Pfannenweite ist besonders zu achten. Sie ist dann richtig gewählt, wenn sich die Prothese leicht reponieren läßt, eine starke Adhäsion aber die Reluxation erschwert. Unbedingte Voraussetzung für das Einbringen einer Kopfprothese ist die völlig intakte Pfanne. Bestehen hier bereits sekundäre Veränderungen, welche die ideale Kongruenz zum Prothesenkopf verhindern, sollte immer eine Totalprothese eingesetzt werden. Denn nur damit kann in diesen Fällen ein gutes funktionelles Endergebnis erwartet werden. Aus diesem Grunde führen wir bei Patienten, bei denen sich die ersten röntgenologischen Zeichen einer Kopfnekrose finden, möglichst frühzeitig die Hüftkopfplastik durch.

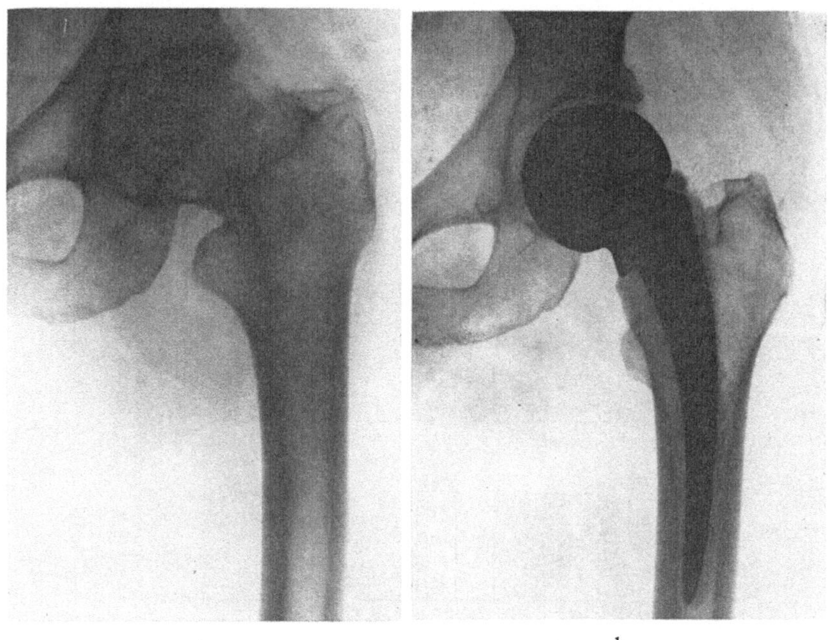

a b

Abb. 2. a Mediale Schenkelhalsfraktur. b Sofortiges Einsetzen einer MM Femurkopfprothese. Die Verankerung des Prothesenschaftes bis zur Spitze in Palacos ist zu erkennen

Von besonderer Bedeutung für die spätere schmerzfreie Funktion ist neben der totalen Excision der Gelenkkapsel die feste Verankerung des Prothesenstiels in der Basis des Schenkelhalses und im Femurschaft. Wir erreichen dies immer durch das Einzementieren des Prothesenstieles in ganzer Länge mit dem Kunstharz Palacos. Bei der Bereitung des Prothesenstielbettes erhalten wir möglichst viel Spongiosa. Hierin findet das Palacos guten Halt, außerdem bleibt ein gewisser Grad von Elastizität erhalten. Die Nachbehandlung beginnen wir am ersten postoperativen Tag mit aktiven Anspannungs- und Bewegungsübungen. Am 3. Tag verläßt der Patient das Bett. Gehübungen im Gehwagen mit Teilbelastung des prothetisch versorgten Beines, nach erfolgter Wundheilung Bewegungsübungen mit Teilbelastung im Tauchbad und im Schwimmbad schließen sich an.

Von unseren 75 Patienten verloren wir einen 14 Tage postoperativ an einer Infarktpneumonie, 2 weitere sind in der Zwischenzeit an unfallunabhängigen Erkrankungen verstorben. 2 Patienten sind unbekannt verzogen. 10 Patienten wurden von der Nachuntersuchung ausgeschlossen, da sie ihre Prothese noch nicht länger als 6 Monate tragen. Die verbleibenden 60 Patienten wurden nachuntersucht oder durch Fragebogen erreicht.

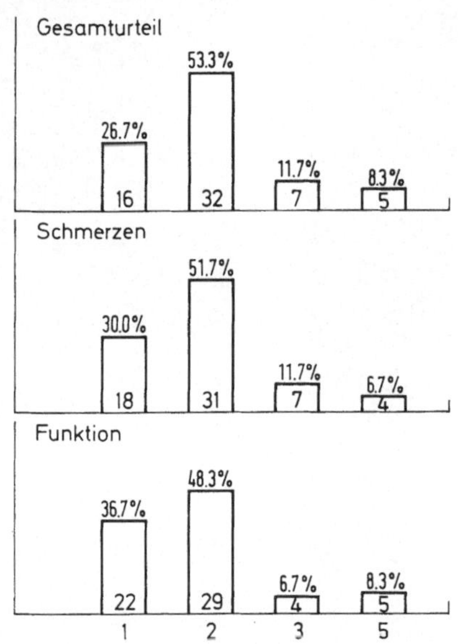

Abb. 3. Ergebnis der Nachuntersuchung unserer Prothesenträger. (1 = sehr gut, 2 = gut, 3 = befriedigend, 5 = schlecht)

30% unserer Patienten sind völlig schmerzfrei, 51,7% klagen nach längeren Gehstrecken über mäßig starke Beschwerden im Bereich der operierten Hüfte, 11,7% geben bereits bei kürzeren Gehstrecken Schmerzen an und 6,7% klagen über Dauerschmerzen. 82% aller Patienten glauben ein Fremdkörpergefühl im Bereich der Prothese zu verspüren. Über eine Zunahme der Beschwerden bei Föhneinbruch klagen 46%.

Bei 36,7% unserer Patienten ist die Funktion der operierten Hüfte völlig unbehindert. Eine geringgradige Bewegungseinschränkung finden wir bei 48,3%. Ein gutes funktionelles Endergebnis zeigen demnach 85%. 6,7% erreichen einen befriedigenden Bewegungsumfang. Die restlichen 8,3% weisen eine schlechte Funktion auf.

Neben dem Schmerzzustand und der Funktion beurteilen wir außerdem die Beinlänge im Vergleich zur gesunden Seite, den Kräftezustand der Muskulatur am operierten Bein, einen störenden Einfluß der Operationsnarbe und das Ergebnis der Röntgenkontrolle. Daraus bilden wir unser Gesamturteil (Abb. 3).

Auf die Gruppe 1 mit sehr gutem Ergebnis entfallen 26,7%, auf die Gruppe 2 mit gutem Erfolg 53,3%. Ein befriedigendes Resultat besteht bei 11,7%. In 8,3% finden wir ein schlechtes Gesamtergebnis, welches bei allen fünf Patienten auf Komplikationen während oder nach der Operation zurückzuführen ist.

Die unangenehmste Komplikation bei der Durchführung einer Hüftendoprothese, die Infektion, trat zweimal auf. Bei einer Patientin konnte mit einer Dauerspülung die Infektion beherrscht und die Prothese erhalten werden. Bei einer zweiten mußten die Prothese und — was sehr wichtig ist — das Palacos bis zum letzten Rest entfernt werden, ehe die Infektion abklang.

Wenn man bedenkt, daß wir die Hüftendoprothesen Patienten einsetzen, die auf Grund ihrer Unfallverletzung und der nachfolgenden Komplikationen in ihrer Gehfähigkeit hochgradig funktions- und schmerzgehemmt sind, so zeigen die mitgeteilten Ergebnisse, daß die Alloarthroplastik am Hüftgelenk ein sehr brauchbares Verfahren darstellt, die Funktion des Hüftgelenkes auf längere Zeit entscheidend zu verbessern.

Summary

Seventy-five of our traumatological patients were supplied with hip prostheses. Among them were complications after fractures of the neck of the femur, such as necrosis of the head and non-union of the neck of the femur. It is referred to the indication for an immediate prosthetical substitute operation. The operation technique is demonstrated in a short form. The proper choice of the dimension of the head-prosthesis, the firm establishment of the prosthesis stem with palacos and the absolute necessity of a complete unchanged acetabulum is emphasized. If the acetabulum is damaged already, only a total prosthesis can give a good function. In follow ups of our patients we judged the state of pain, the function, the length of the legs, the state of muscles and X-ray-pictures. The results show that this arthroplasty of the hip is a useful method with suitable patients in order to improve decidedly the function of a damaged hip joint.

Prof. Dr. G. Maurer
und
Dr. H. Scholze
Chirurg. Klinik am Klinikum
r. d. Isar der TH
8 München 80
Ismaninger Str. 22

Die Totalprothese am Hüftgelenk

Von **R. Schneider**

Der Film enthält zwei Teile:

1. Der Operationsablauf, wobei typische Operationsphasen in einem Operationsfilm und am Skelet gezeigt werden. (Die Aufnahmen der Operation am Skelet stammen von Prof. M. E. Müller.)

2. Vorstellung von operierten Patienten mit Demonstration der Gehfähigkeit auf unebenem Grasboden.

Im ersten Teil sieht man den Patienten in normaler Rückenlage, die Hautincision zum Zugang nach Watson-Jones zwischen dem M. glutaeus medius/minimus und dem M. tensor fasciae latae. Diese Muskeln und speziell der Nervenast des N. glutaeus superior, der zum M. tensor fasciae latae führt, werden geschont. Incidiert und etwas vom Knochen abgelöst wird lediglich der ventrale Teil des Ansatzes des M. vastus lateralis am Übergang zur Hüftgelenkkapsel. In der Verlängerung dieser Incision wird das Ligamentum ileofemorale oberhalb des Trochanter minors mit dem krummen Raspatorium abgelöst, und ein Hohmann-Haken wird in diesem Bereich eingesetzt. Das Fettgewebe vor der Gelenkkapsel wird excidiert. Diese wird mit der Schere scharf freipräpariert. Schlanke Hohmann-Haken, die cranial und caudal am Übergang vom Schenkelkopf zum Schenkelhals eingesetzt werden, stellen den ganzen oberen, vorderen und unteren Umfang der Gelenkkapsel dar und erlauben deren scharfe Präparation mit der Schere. Ein Hohmann-Haken wird im Becken eingesetzt. Incision der Gelenkkapsel mit dem Messer vorn und entlang ihrem Ansatz am Schenkelhals. Intraartikuläres Umsetzen der Hohmann-Haken. Osteotomie des Schenkelhalses 45° schräg zur Femuraxe mit der oszillierenden Säge. Extraktion des Kopfes mit einem eingeschlagenen Meißel oder einem Bohrer und wenn nötig mit Hilfe des Luxationslöffels. Die Exstirpation des Kopfes wird wesentlich erleichtert durch vorgängige Entnahme einer Knochenscheibe zwischen Osteotomie und Kopfbasis durch einen zweiten Schnitt mit der oszillierenden Säge. Totale Excision der Gelenkkapsel mit der langen starken Schere, wobei das kräftige Ligamentum ischiocapsulare durchtrennt werden muß. Ausmeißeln der Pfanne mit dem geraden Hüftmeißel und dem Schwanenhalsmeißel. Ausfräsen der Pfanne mit der Pfannensitzfräse. Aus hüftmechanischen Gründen soll die Pfanne möglichst medialisiert werden. Ausmeißeln von drei Verankerungslöchern im

Pfannendach, hinten gegen die Spina ischiadica zu und vorn im Bereich des horizontalen Schambeinastes. Probesitz der Pfanne 45° schräg zur Körperlängsaxe mit ca. 10° Anteversion. Einzementieren der Pfanne mit Bone Cement. Lagerung des Beines in maximale Adduktion und Außenrotation. Mit einem Hohmann-Hebel, der hinter die Spitze des Trochanter major eingesetzt wird, werden die unverletzten Abduktoren genügend beiseite gehalten, so daß der Zugang des speziellen Prothesensitzraspels in die Markhöhle des Femurs ermöglicht wird. Die Excision der hinteren Kapsel und häufig die Durchtrennung der kleinen Außenrotatoren mit Ausnahme des M. piriformis müssen dazu eine genügende Beweglichkeit des oberen Femurendes nach ventral ermöglichen. Prothesensitz im Femur in der Kniegelenkaxe. Einführen der Prothese. Probereposition. Erstrebt wird eine möglichst gute Spannung. Die Spitze des Trochanter major soll normalerweise etwas distal des Kopfzentrums liegen. Prüfung der Beinstellung und der Beweglichkeit. Luxation und Entfernen der Prothese. Das Einbringen von Knochenzement in die Markhöhle wird erleichtert, wenn Luft und Blut entweichen können. Dazu dient ein eingeführter Redondrain oder ein mit Troikartschutz seitlich angelegtes Bohrloch. Einschlagen der Prothese und endgültige Reposition. Palpation des vorderen und unteren Gelenkumfanges. Störender Zement oder störende Pfannenrandosteophyten werden abgetragen. Eine Naht zwischen dem abgelösten Teil des M. vastus lateralis und der intakten Sehne des M. glutaeus minimus. Ein Redondrain ins Gelenk. Wenige Nähte zum Schluß der nach Entfernung der Hohmann-Hebel sich fast selbst schließenden Muskellücke und des etwas eröffneten Tractus ileotibialis. Subcutaner Redon. Atraumatische Hautnaht. Aufstehen und Belastung nach wenigen Tagen.

Der zweite Teil des Films zeigt Patienten und die Röntgenbilder, zuerst einen 56jährigen Bauer mit idiopathischer Kopfnekrose schwer hinkend vor der Operation und das Resultat 4 Monate später mit normalem Gang.

Als weitere Resultate werden dargestellt:

Ein 49jähriger Vorarbeiter mit rechtsseitiger Coxarthrose und Status nach verkannter anderthalbjähriger hinterer Luxationsfraktur. Verkürzung von 9 cm, Adduktionsflexionskontraktur, Gehunfähigkeit. Ein Jahr nach der Operation kann der Patient schmerzfrei, flüssig gehen. Leichtes Verkürzungshinken. Volle Arbeitsfähigkeit.

Ein 73jähriger Bergbauer mit doppelseitiger Coxarthrose linksseitig Totalprothese mit Teflonpfanne vor $6^1/_2$ Jahren, erste Ersatzoperation vor 5 Jahren wieder mit Teflonpfanne, zweite Ersatzoperation vor 2 Jahren mit Polyäthylenpfanne, rechtsseitig Totalprothese vor 1 Jahr. Freies Gehen mit Hüfthinken links, schmerzfrei, arbeitsfähig.

Eine 65jährige Frau vor 1 Jahr völlig gehunfähig mit schwerster doppelseitiger Coxarthrose. Totalprothese beidseits im gleichen Spitalaufenthalt. Hinkfreies Gehen und normale Arbeitsfähigkeit als Hausfrau.

Eine 79jährige Frau mit schwerer rechtsseitiger Coxarthrose 1 Jahr nach der Operation. Seit Spitalaustritt freies hinkfreies Gehen ohne Stock.

Summary

The operation is demonstrated in a film. Here typical phases of the operation are shown at the patient as well as at a skeleton. It is specially referred to an access with the greatest possible care for the muscles and the technique without removing of the greater trochanter. The second part of the film shows patients, who achieved a far better walking ability after insertion of a total hip prosthesis.

Dr. R. SCHNEIDER
Chirurgische Abt. d. Krankenhauses
CH — 3506 Grosshöchstetten

Aussprache

Diskussionsbemerkung

H. Buchholz: Die Durchführung von Gelenkplastiken und vor allen Dingen das Einsetzen von künstlichen Hüftgelenken erfordert in der Vorbereitung eine sorgfältige Organisation des Operationsbetriebes, die bei Beherrschung der technischen Voraussetzungen für den operativen Eingriff in erster Linie auf einen lückenlosen Aufbau der Asepsis und auf ihre ständige Überwachung bedacht sein muß. Nur wenn es gelingt, die Infektionsquote so weit zu senken, wie es nur irgend möglich ist, kann man es wagen, die Gelenkplastiken bei den entsprechenden Indikationen regelmäßig anzuwenden.

Zu der systematischen Bekämpfung der Infektion bei Gelenkplastiken gehört die enge Zusammenarbeit mit den Bakteriologen, denen es bei entsprechender Erfahrung auch gelingen wird, die Fälle von tiefen Fisteln aufzuklären, bei denen man bei routinemäßiger Untersuchung bisher keine Keime finden konnte. Es dürfte sich in diesen Fällen meistens um Infektionen mit anaeroben Bakterien handeln, die zu ihrer Aufdeckung einen besonderen Untersuchungsgang verlangen.

Diskussionsbemerkung

H. Willenegger: Wir haben an diesem Nachmittag eigentlich zwischen Antithesen und Thesen alles über die Prothese gehört. Ich möchte mir nur eine kurze kritische Bemerkung erlauben. Neben den Orthopäden sind auch wir Allgemeinchirurgen unter den Kugelregen der Endoprothesen, namentlich des Hüftgelenkes, geraten, und wir müssen schauen, wie wir da heil wieder herauskommen. Es ist ganz sicher die kritische, bissige Bemerkung von Maurice Müller zu beherzigen — und ich mache mich als Allgemeinchirurg etwas zum Anwalt dieser Bemerkung —, daß wir auf sonst gute Indikationen, welche gelenkerhaltende Eingriffe möglich machen, z. B. im Bereich der Koxarthrose, auf keinen Fall zugunsten der Endoprothetik verzichten dürfen. Wir Älteren sollten gerade die jungen Orthopäden, die jungen Allgemeinchirurgen, die sich mit diesem Gebiet befassen, an der Hand nehmen und führen und schauen, daß nicht gewissermaßen dann ein Druck von der Straße kommt und uns endgültig in das Uferlose der Totalprothetik hineinführt.

Diskussionsbemerkung

Angiographische Untersuchungen nach prothetischem Hüftkopfersatz

H. Krebs: Die Hüftgefäßangiographie stellt eine Methode dar, um Einblick in die Durchblutungsverhältnisse im Schenkelhals und Hüftkopf bei Vorliegen

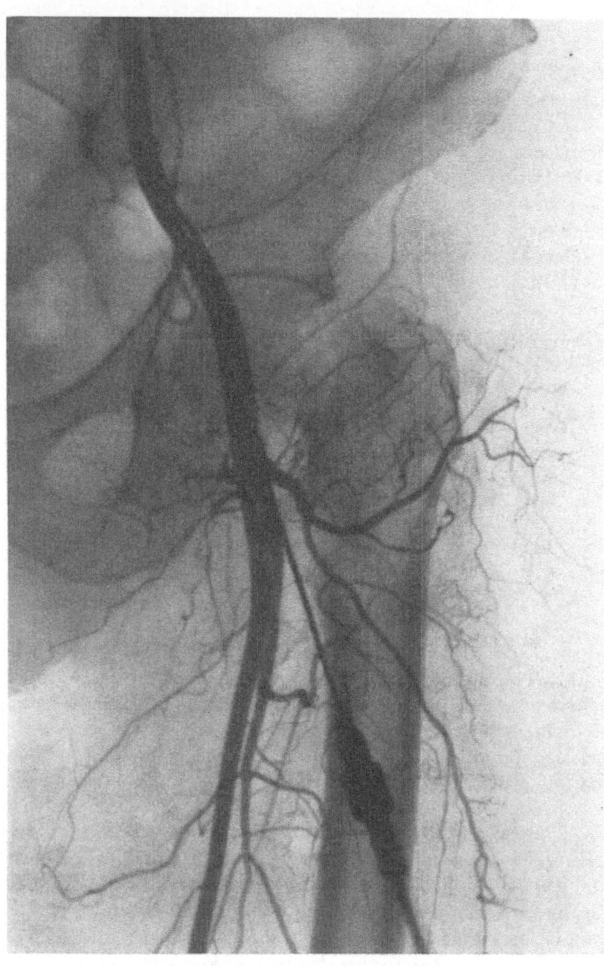

a

Abb. 1. Hüftgefäßangiogramm bei 67jähriger Frau mit medialer Schenkelhalsfraktur. Normaler Gefäßbefund. 1 A. femoralis, 2 A. femoralis profunda, 3 A. femoralis superficialis, 4 A. circumflexa femoris lateralis, 5 A. circumflexa femoris medialis, 6 R. ascendens d. A. circumflexa femoris lateralis, 7 R. descendens d. A. circumflexa femoris lateralis, 8 R. profundus d. A. circumflexa femoris medialis, 9 R. nutritius capitis distalis, 10 R. nutritii capitis proximalis

einer medialen Schenkelhalsfraktur zu bekommen. Die wichtigsten Gefäße im Hüftbereich sind in Abb. 1 dargestellt. Während Untersuchungen dieser Art bei frischen Schenkelhalsfrakturen und Hüftkopfnekrosen bereits in großer Zahl durchgeführt wurden, allerdings bislang keine eindeutigen Aussagen über eine drohende Kopfnekrose liefern, liegen arteriographische Untersuchungen nach prothetischem Hüftkopfersatz bisher noch nicht vor. Uns hat nun interessiert, festzustellen, wie das Hüftgefäßbild nach Exstirpation eines Hüftkopfs und Ersatz durch eine Endoprothese aussieht. Dem Ramus profundus der Arteria circumflexa femoris medialis wird von den meisten Autoren eine entscheidende Bedeutung für die Blutversorgung des Hüftkopfs zuerkannt. Bei fehlender Füllung

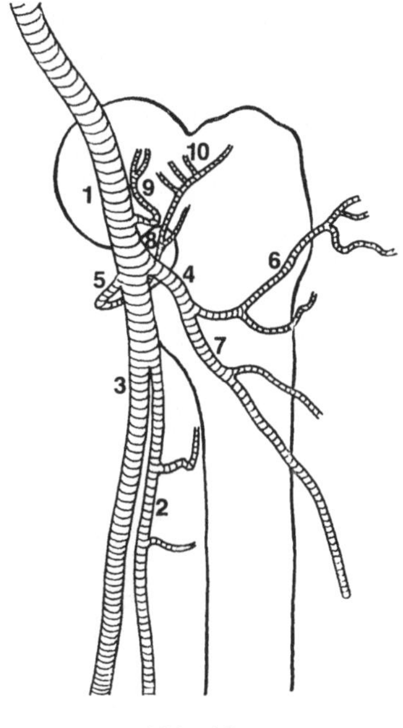

Abb. 1b

dieses Gefäßes soll eine Hüftkopfnekrose zu erwarten sein. Bei den von uns durchgeführten Hüftgefäßarteriographien waren wir überrascht, festzustellen, daß bei 80% aller Hüftgefäßangiographien auch die Arteria circumflexa femoris medialis dargestellt war, wodurch die Bedeutung dieses Gefäßes für die Beurteilung einer späteren Hüftkopfnekrose zweifelhaft wird (Abb. 2). Von entscheidender Bedeutung dürfte daher eher eine Unterbrechung des ernährenden Gefäßes am Eintritt in den Knochen sein, worauf ja schon Trueta hingewiesen hat. Eine Darstellung dieses Gefäßabschnitts ist aber bisher mittels Arteriographie noch nicht möglich. Die sicherste Prognose für das Auftreten einer Hüftkopfnekrose nach einer medialen Schenkelhalsfraktur ist derzeit nur auf Grund des primären Röntgenbildes mit Berücksichtigung des Verlaufs der Bruchlinie und der Eintrittsstelle der Gefäße in den Hüftkopf möglich.

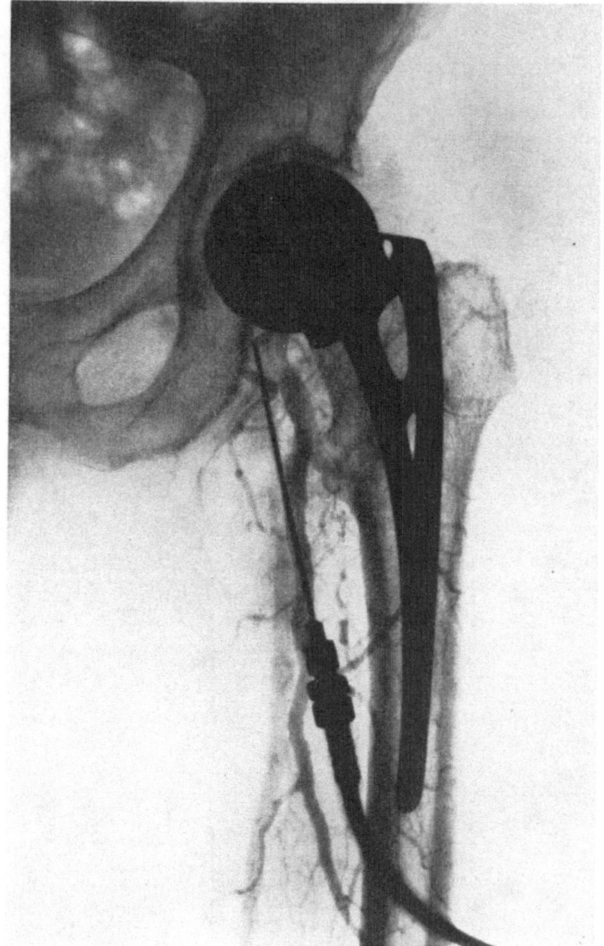

Abb. 2. Hüftgefäßangiographie nach Exstirpation des Hüftkopfs und Ersatz durch Moore-Prothese

Diskussionsbemerkung

H. Millesi: Die Hauptschwierigkeit bei der Durchführung von Arthroplastiken der Fingergelenke besteht darin, daß die wiederhergestellten Gelenke häufig eine ungenügende seitliche Stabilität aufweisen. Für die Funktion des Fingers ist die seitliche Stabilität jedoch von großer Bedeutung. Um in dieser Hinsicht eine Verbesserung zu erzielen, wurde die Corium-Arthroplastik in folgender Weise modifiziert. Ein Coriumtransplantat von ovaler Form wurde über den proximalen Gelenkskörper gestülpt und dort fixiert. Die beiden Zipfel des Ovales kamen hierbei seitlich zu liegen. Diese Zipfel werden nun nach distal umgeschlagen und an den Seitenflächen des distalen Gelenkskörpers fixiert, um so die Funktion der Ligamenta collateralia zu übernehmen. Diese Technik wurde bei 47 Arthroplastiken verwendet. Bei 33 Gelenken wurde die Gelenksplastik auf Grund von Gelenkszerstörungen im Rahmen eines chronischen Gelenksrheumatismus notwendig. Es handelte sich um 32 MP-Gelenke und 1 PIP-Gelenk. Die funktionellen Ergebnisse, die schon mehrere Jahre zurückliegen und sich nicht mehr verändert haben, sind als gut zu bezeichnen. 28 MP-Gelenke weisen eine freie Beweglichkeit von mehr als 45° im funktionell wichtigen Bereich auf. Die Ulnardeviation wurde behoben. 4 MP-Gelenke zeigen eine aktive Beweglichkeit unter 30°, die Gelenke sind aber schmerzfrei und die Ulnardeviation ist nicht wieder aufgetreten. Auch das operierte PIP-Gelenk funktioniert gut.

Bei 14 weiteren Fällen war eine nichttraumatische Ursache die Indikation für die Arthroplastik. Es handelte sich um 8 MP-Gelenke, bei denen durchwegs ein gutes Funktionieren erzielt werden konnte. Aber auch bei 4 von 6 Corium-Arthroplastiken der PIP-Gelenke kam es zu einem befriedigenden Ergebnis.

Bei 4 MP-Gelenken und 8 PIP-Gelenken wurde auf Grund einer rheumatischen Indikation eine Arthroplastik mit Hilfe einer Silikongummiprothese nach Swanson durchgeführt. Die Frühergebnisse dieser Fälle sind befriedigend. Die aktive Beweglichkeit ist etwas geringer als bei der Corium-Arthroplastik, die seitliche Stabilität gut und die technische Durchführung wesentlich einfacher. Es liegen allerdings noch keine Spätergebnisse vor.

Diskussionsbemerkung

H. Rösch: Die Entwicklung der Gelenkplastiken spricht für die Alloplastik. Aus der Zeit der autologen Cutis- und Fettinterpositionsplastik liegen der Freiburger Klinik Spätergebnisse bis zu 20 Jahren vor.

Danach decken sich die Frühergebnisse nicht immer mit den Spätbefunden insofern, als vereinzelt noch nach Jahren Verschlechterungen in Form von Bewegungs- oder Stabilitätsverlust eintraten. Bei den Spätergebnissen gleichen sich Fett- und Cutisplastiken. In der Mehrzahl gute bis brauchbare Ergebnisse konnten nur nach Kniegelenksplastiken festgestellt werden.

Erwähnenswert scheint hier ein heute 60jähriger Pat. zu sein, der vor 40 Jahren von Lexer operiert wurde. Heute kann das Kniegelenk aus voller Streckung um 60° gebeugt werden. Pat. geht seit 40 Jahren seinem Beruf als Studienrat nach und macht bis heute Tagesausflüge von vielen Kilometern.

Als weiteres Beispiel sei ein Befund eines heute 48jährigen Bahnbeamten demonstriert, bei dem eine Kniegelenks-Cutisplastik 1949 durchgeführt wurde. Das Röntgenbild zeigt eine vermehrte subchondrale Sklerosierung der Gelenkflächen und eine hypertrophische Knochenatrophie nach vorausgegangenem Oberschenkelschußbruch. Der Stand auf dem Bein ist frei möglich, freier Zehenstand. Beugung des Kniegelenkes um 50°, ungestörte Funktion beim Gehen. Pat. kann seit 20 Jahren seinem Beruf und leichterem Sport nachgehen und erklärt sich rückschauend mit der Operation unverändert einverstanden.

Ähnliche Spätbefunde wurden auf der vorletzten Orthopäden-Tagung Österreichs demonstriert.

Diskussionsbemerkung

H. Bürkle de la Camp: Diese Gelenkplastiken haben sich erstaunlich gut gehalten. Mit der Cutiszwischenlagerung nach E. Rehn scheinen die degenerativen Vorgänge nicht so schnell zu verlaufen wie mit der Fettgewebeinterposition nach E. Lexer. Ich kann das gut beurteilen, da ich beide Methoden sehr häufig verwendet habe, die Zwischenlagerung von Fettgewebe allerdings häufiger als die Rehnsche Methode. Ich glaube, daß wir einen Teil der soeben gezeigten Fälle schon 1949 bei dem Frankfurter Kongreß, der ersten Nachkriegstagung unserer Gesellschaft, vorgeführt bekamen.

Diskussionsbemerkung

H. Lohe: Beim diesjährigen Kongreß wurde der 100. Wiederkehr des Geburtstages des verdienstvollen Chirurgen Perthes gedacht, der damals die Kopfnekrose des Oberschenkels, die lange Zeit als tuberkulös angesehen worden war, als ein selbständiges Krankheitsbild beschrieben hat. Diese Erkrankung wird vorwiegend konservativ behandelt, nur ausnahmsweise operativ. Um die Regenerationskraft des nekrotischen Gewebes anzuregen, habe ich in letzter Zeit ein Metatarsusköpfchen in das nekrotische Gewebe transplantiert. Bei dem hier vorgewiesenen Falle wurde zunächst ein doppelter autologer Tibiaspan durch den Schenkelhals bis zur Epiphysenlinie eingetrieben und dann nach Aufklappen des Hüftgelenkes nach E. Lexer ein autologes Metatarsusköpfchen so eingepflanzt, daß seine Wachstumslinie mit der des Hüftkopfes zusammentraf. Das Transplantat lag an der Spitze des verpflanzten Tibiaspanes. Das vorgezeigte Röntgenbild läßt die Wiederherstellung der Form des Schenkelkopfes und den guten Gelenkspalt nach 2 Jahren erkennen.

2. Teil

Freie Beiträge aus dem Gebiet der plastischen und wiederherstellenden Chirurgie

(*Redigiert von* W. Axhausen)

Operative Behandlungsverfahren bei Frakturen des zahnlosen Unterkiefers unter besonderer Berücksichtigung der Kompressionsosteosynthese

Von **H. G. Luhr**

Die Therapie der Unterkieferfrakturen ist heute unproblematisch, sofern es sich um Brüche in ausreichend bezahnten Kieferabschnitten handelt und gewisse Grundsätze bei der Behandlung eingehalten werden. Über zahngetragene Drahtligatur-Schienenverbände erfolgt die Reposition und Fixation der Kieferbruchstücke. Die Einstellung einer regelrechten Bißlage, gleichzeitig mit einer absoluten Ruhigstellung der Fraktur, wird durch starre Drahtfixierung zum Gegenkiefer erreicht. Fehlen jedoch die Zähne als Halteelemente für Schienenverbände, sind ohne operative Maßnahmen weder Reposition noch ausreichende Fixation der Fragmente möglich. Die bisher üblichen operativen Behandlungsverfahren für Frakturen in teilbezahnten oder zahnlosen Abschnitten des Unterkiefers weisen z. T. erhebliche Nachteile auf. Ein kurzer Überblick soll mit der jeweils speziellen Problematik vertraut machen.

Die *Drahtnaht* reicht zur alleinigen Stabilisierung bei den vorwiegend auf Biegung beanspruchten Unterkieferfrakturen nicht aus, wie die klinische Erfahrung zeigt und Schwenzer (1967) experimentell nachweisen konnte. Eine zusätzliche Ruhigstellung durch Fixierung des Unterkiefers zum Gegenkiefer (sog. intermaxilläre Immobilisation) ist erforderlich. Bei zahnlosen Pat. ist diese Ruhigstellung nur durch Fixierung der verblockten Prothesen oder Aufbißschienen über extraorale Bügel an einem Kopfgips mit Kinnschild zu erreichen (Abb. 1), will man nicht durch Drahtaufhängung der Oberkieferprothese an den Jochbögen und der Spina nasalis anterior einen Eingriff am unverletzten Gegenkiefer in Kauf nehmen.

Die *percutane Nagelung* oder *Verschraubung* wurde 1897 von Parkhill für die Behandlung von Extremitätenfrakturen angegeben und von Lambotte (1907) und R. Anderson (1936) wieder angewandt. Sie ist heute in der Kieferchirurgie als Roger-Anderson-Methode bekannt, obwohl sie erstmals 1934 von Ginestet und später von Converse u. Waknitz in den USA bei Kieferfrakturen verwandt wurde. Zwischenzeitlich wurde eine Vielzahl von Apparaturen zur extraoralen Verschraubung (sog. pin fixation) entwickelt, die sich durch Art der Schrauben, Verbindungsgestänge und der Gelenkverbindungen unterscheiden. In Deutschland ist eine von E. Becker (1957) angegebene Modifikation bekannt, bei der die Schrauben extraoral durch einen Steg aus selbsthärtendem Kunststoff verbunden werden. Nachteile der extraoralen Verschraubung sind u. a.:

1. Schwierige, wenn nicht unmögliche, exakte Reposition der Fragmente (Weichteilinterposition!),

2. Infektionsgefahr an den percutanen Schraubendurchtritten (besonders bei Männern im Bereich der Bartbehaarung),

3. mangelnde Stabilität der Verbindung mit unvollständiger Ruhigstellung der Bruchstücke.

Eine zusätzliche intermaxilläre Immobilisation — bei Zahnlosen die Verbindung der pin fixation mit einem Kopfgips — ist daher nicht zu umgehen (Rowe u. Killey).

Welche Vielfalt *zusätzlicher* Maßnahmen die extraorale Verschraubung selbst einer einfachen Kieferwinkelfraktur bisher erforderte, zeigt eindrucksvoll die

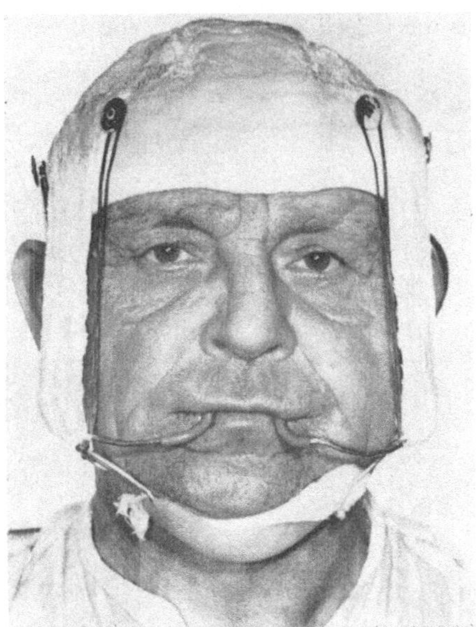

Abb. 1. *Zusätzliche* Ruhigstellung einer durch Drahtnaht versorgten Unterkieferfraktur durch verblockte Prothesen (im Bild nicht sichtbar), extraorale Bügel, Kopfgips und Kinnschild

Abb. 2 (aus Archer, 1966). Hier wurden neben der pin fixation, eine Fixierung der Prothese durch Knochennagelung im Oberkiefer und eine Drahtumschlingung im Unterkiefer mit anschließender Verblockung durchgeführt.

Die Fixierung von Bruchstücken durch *Kirschnerdrähte* [Ipsen (1933), Brown u. McDowell (1942), Pincock (1943)] hat sich nicht allgemein durchsetzen können, obwohl nach den Erfahrungen von Fries bei sieben Fällen eine ausreichende Retention der Fragmente ohne zusätzliche Ruhigstellung gewährleistet sein soll. Brown, Fryer und McDowell betonen jedoch die Notwendigkeit von Schienenverbänden, um eine Rotation der Fragmente zu verhindern. Wegen der Schwierigkeit der exakten Reposition dislozierter Fragmente und der Gefahr der Verletzung des Mandibularkanals stehen Thoma (1948, 1952) und auch Schuchardt (1966) diesem Verfahren ablehnend gegenüber. Die elastische Verklemmung eines Marknagels, möglichst nach Aufbohren der Markhöhle (Küntscher) ist aus anatomischen Gründen (Verlauf des Can. mandibularis, Kurvatur der Mandibula) nicht möglich. Damit fehlen hier die Voraussetzungen für eine stabile Osteosynthese.

Eine größere Stabilität läßt sich am Unterkiefer durch eine *Plattenverschraubung* erreichen. Hinsichtlich der *Adaptierung* der Fragmente weist die einfache starre Lochplatte jedoch erhebliche Nachteile auf indem sie als „Sperrknochen" wirkt (BRAND) und die Frakturheilung verzögern kann. Knochenplatten und Schrauben aus rostfreiem Stahl oder Chrom-Kobaltlegierungen werden von THOMA (1948, 1952), BIGELOW, PINI, HOFFER und ARLOTTA sowie HEISS u. GRASSER verwandt. ROBINSON u. YOON (1957, 1963) haben eine L-förmige Profilschiene angegeben, wobei der kurze Schenkel des L in eine gefräste Knochenrinne eingelassen wird. Weitere Modifikationen der Plattenform stammen von SMITH u. ROBINSON (1954) (aus rostfreiem Stahlblech nach einem Wachsabdruck jeweils individuell anzufertigen), von BEAL u. LEVIGNAC (1955),

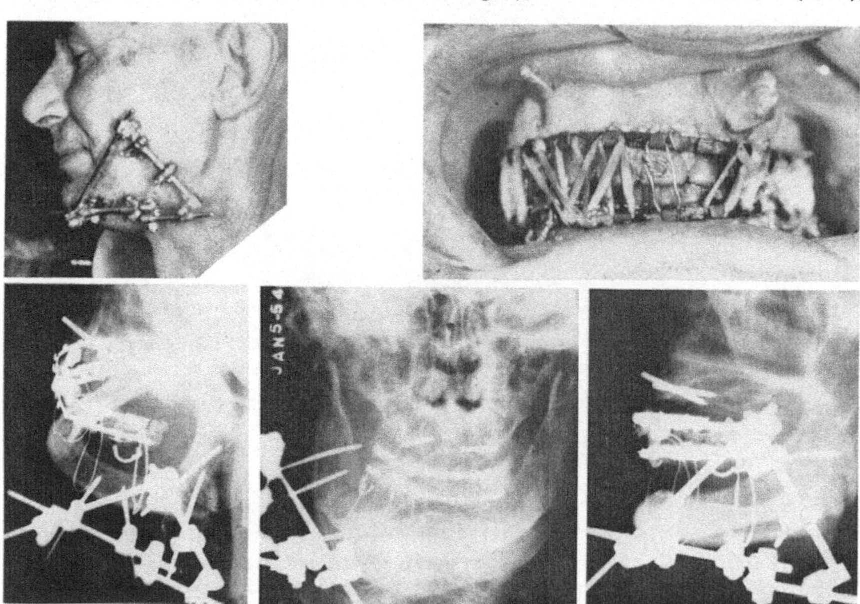

Abb. 2. Durch percutane Nagelung versorgte isolierte Kieferwinkelfraktur (links unten im Bild) bei einem zahnlosen Pat. Zusätzliche Ruhigstellung durch Fixierung der Prothese mittels Knochennagelung im Oberkiefer (im Bild rechts oben und rechts unten) und Knochendrahtumschlingung im Unterkiefer. Die mit Schienen armierten Prothesen wurden verblockt. (Aus dem Werk ARCHER, W. H.: Die Chirurgie des Mundes und der Zähne. 3. Aufl. Stuttgart: Medica 1966)

die rinnenförmige Vitalliumschienen angeben und von PALFER-SOLLIER (1956). Auch METZ führt (1967) die Versorgung einer Unterkieferstückfraktur mit einer U-förmigen Profilschiene durch. THOMA (1948, 1952) und SHIRA (1954) betonen auch für die Plattenverschraubung die Notwendigkeit zusätzlich immobilisierender Maßnahmen. Gegen die Osteosynthese mit einer schräg den Bruchspalt überbrückenden Schraube von 6 bis 8 mm Durchmesser aus homologem Knochen (GRASSER, 1968) äußert u. a. SCHÜLE Bedenken, da es schwierig ist, den Mandibularkanal zu schonen. Zusätzliche Ruhigstellung der Kiefer durch Schienenverbände oder elastische Kopfkinnverbände sind auch hier erforderlich. Eine Belastung der Fraktur kann erst nach 4 bis 5 Wochen erfolgen (GRASSER).

Keines der erwähnten operativen Verfahren gewährleistet eine absolute Ruhigstellung verbunden mit einer optimalen Adaptierung der Fragmente,

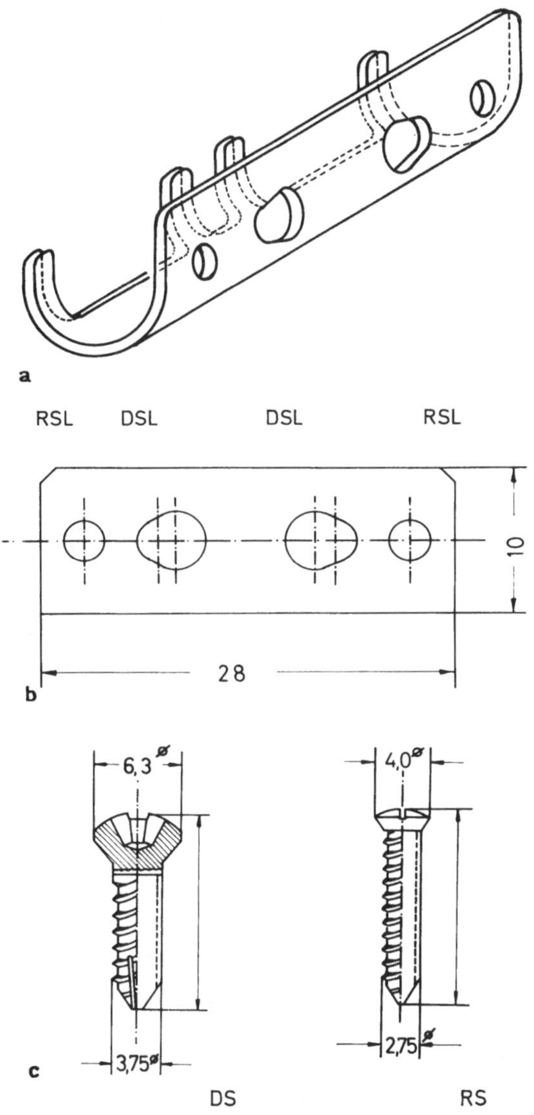

Abb. 3. Die rinnenförmig den Unterkieferrand umgreifende Druckschraubenschiene ermöglicht durch die exzentrisch gestalteten Schraublöcher (DSL) und Druckschrauben mit kegelförmigem Kopf (DS) eine Kompression der Fraktur. Nach der Kompression erfolgt durch Retentionsschrauben (RS) eine zusätzliche Fixierung der Schiene. 3 A: Perspektivische Ansicht der Schiene, 3 B: Aufsicht, 3 C: Schnittzeichnung der Druckschrauben (DS) und Retentionsschrauben (RS)

die man als *die* Grundbedingungen einer schnellen und komplikationslosen Knochenbruchheilung betrachten muß [Pauwels (1940, 1960), Altmann (1949, 1950), Matzen (1952, 1954), Greifensteiner (1953), Müller, Allgöwer, Willenegger (1963), Küntscher (1964)]. Anzustreben ist daher eine *funktionell stabile Osteosynthese*, die unter Verzicht auf eine zusätzliche intermaxilläre Immobilisierung die freie Bewegung des Unterkiefers und unbehinderte Aufnahme von weicher Kost während der Heilungsphase erlaubt.

Mit diesem Ziel wurde für die Frakturbehandlung in zahnlosen Abschnitten des Unterkiefers eine sog. Druckschraubenschiene (Abb. 3) entwickelt (Luhr, 1968), die auf vereinfachte Weise das u. a. von Danis sowie Müller, Allgöwer u. Willenegger, Charnley, Greifensteiner, Wustmann für die Extremitätenchirurgie propagierte Kompressionsprinzip verwirklicht.

Indikation

Folgende Frakturtypen im Bereich des Unterkiefers stellen nach unseren Erfahrungen die Indikation zur stabilen Osteosynthese durch Druckverschraubung dar:

Bei zahnlosen oder unzureichend bezahnten Kiefern ohne Möglichkeit dentaler Schienenverbände:

1. Dislozierte Frakturen.
2. Unterkieferkörper- oder Kieferwinkelbrüche bei gleichzeitigem Vorliegen von Gelenkfortsatzfrakturen, deren frühzeitige funktionelle Behandlung anzustreben ist.
3. Doppelseitige Frakturen, da diese erfahrungsgemäß leicht zu Dislokationen neigen.
4. Kieferwinkelfrakturen (Neigung zu Spätdislokation, Gefahr der Pseudarthrose!).
5. Extrem tiefe Gelenkfortsatzfrakturen.

Bei ausreichend bezahnten Patienten sind dentale Schienenverbände *jeder* operativen Behandlung unbedingt vorzuziehen. Mit keinem der operativen Verfahren läßt sich Feineinstellung der Okklusion und Stabilisierung der Fraktur so sicher durchführen. Hier bietet insbesondere die von Schuchardt angegebene Drahtbogen-Kunststoffschiene [Schuchardt (1956), Schuchardt, Kapovits u. Spiessl] Vorteile eines stabilen, sofort anzulegenden, wirtschaftlichen Schienenverbandes. Auf vielfältige Anwendungsmöglichkeiten haben Krüger, F. Schröder sowie Metz hingewiesen.

Bei vollbezahnten Patienten besteht also lediglich für dislozierte Kieferwinkelfrakturen, die durch dentale Schienenverbände nicht kontrolliert werden können, eine Indikation zur Druckverschraubung, vor allem dann, wenn zusätzliche Kiefergelenk- oder Gelenkfortsatzfrakturen vorliegen.

Ein weiteres Anwendungsgebiet für die Druckosteosynthese sind *verzögerte Bruchheilung* und *Pseudarthrose*, wenn konservative Behandlungsmaßnahmen versagen.

Operative Technik

Möglichst in Intubationsnarkose wird von extraoral durch Submandibular- oder Submentalschnitt der Frakturbereich am Unterkieferrand freigelegt, das Periost scharf durchtrennt und zusammen mit den Weichteilen auf der Außenfläche des Kiefers nach cranial mit dem Elevatorium abgeschoben. Die Frakturenden werden mit zwei scharfen Knochenfaßzangen reponiert und die DS-Schiene adaptiert. Mit entsprechenden Zangen läßt sich die Schiene biegen und befriedigend dem Knochen anpassen. Die lingualen Klammern sollten klemmend den Kiefer umgreifen. Periost und Weichteile auf der Innenseite des Unterkiefers werden nicht abgelöst. Nach Ankörnen des Knochens wird der Unterkiefer innerhalb des kleinen Durchmessers der exzentrischen Schienenlöcher unter ständiger Kühlung mit physiologischer Kochsalzlösung durchbohrt. Wir verwenden dazu scharfe Spiralbohrer und eine handbetriebene Bohrmaschine. Mittels eines Spezialschraubenziehers aus Vitallium werden die sog. Druckschrauben (DS-Schrauben, Abb. 3c) entsprechender Länge eingedreht. In der letzten Phase des Einschraubens — nachdem die Schrauben auch die innere Corticalis voll gefaßt haben — werden die kegelförmigen Schraubenköpfe in den größten Durchmesser der exzentrischen Schienenlöcher hineingezogen, nehmen die Frakturstümpfe mit und pressen sie aufeinander. Wie wir im Tierexperiment nachweisen konnten, werden dabei Druckkräfte von 30 bis 40 Kp wirksam (Luhr, 1969). Zusätzlich wird die Schiene noch durch zwei kleinere Retentionsschrauben (RS-Schrauben, Abb. 3c) fixiert. Nach Einlegen einer Vakuumdrainage nach Redon, die wesentlich zum Erfolg der operativen Kieferbruchbehandlung beiträgt (Spiessl), wird der Periost-Weichteillappen zurückgelegt und mit feinen Catnähten fixiert. Anschließend erfolgt der schichtweise Wundverschluß.

Für die einfache Querfraktur reicht die Standard-DS-Schiene von 28 mm Länge aus. Bei Schrägfrakturen oder Stückfrakturen verwenden wir die längeren Schienentypen von 38 bzw. 48 mm Länge mit größerer Distanz der Druckschraubenlöcher, um einen Mindestabstand der Schrauben von 7 mm zum Bruchspalt einhalten zu können.

Folgende kasuistische Beiträge sollen die klinische Anwendung der DS-Schiene erläutern:

Eine 42jährige Pat. erhielt bei einer häuslichen Auseinandersetzung einen Faustschlag gegen den Unterkiefer. Die Einschränkung der Mundöffnung und die Schmerzen bei Kauversuchen führte sie auf die erhebliche Weichteilschwellung und den Bluterguß zurück, so daß sie sich erst spät in ärztliche Behandlung begab. Bei der Aufnahme in die Klinik, 4 Wochen nach der Verletzung, bestand eine noch mobile erhebliche dislozierte Unterkieferschrägfraktur vor dem Kieferwinkel links (Abb. 4a) mit Asymmetrie des Untergesichtes durch Verschiebung der Kinnmitte. Zusätzlich lag bei der zahnlosen Pat. eine dislozierte Collumfraktur rechts vor (Abb. 4c). In Intubationsnarkose wurde die Fraktur von einem Submandibularschnitt dargestellt und blutig reponiert. Stabile Osteosynthese mit 38 mm langer DS-Schiene (Abb. 4b), Vakuumdrainage und schichtweiser Wundverschluß. Die Aufnahme breiiger Kost und freie Bewegung des Unterkiefers waren anschließend ungehindert möglich. Entlassung aus stationärer Behandlung am 7. postoperativen Tag. Eine Woche später, nach Eingliederung der unterfütterten Prothesen, Beginn der funktionellen Behandlung der rechts-

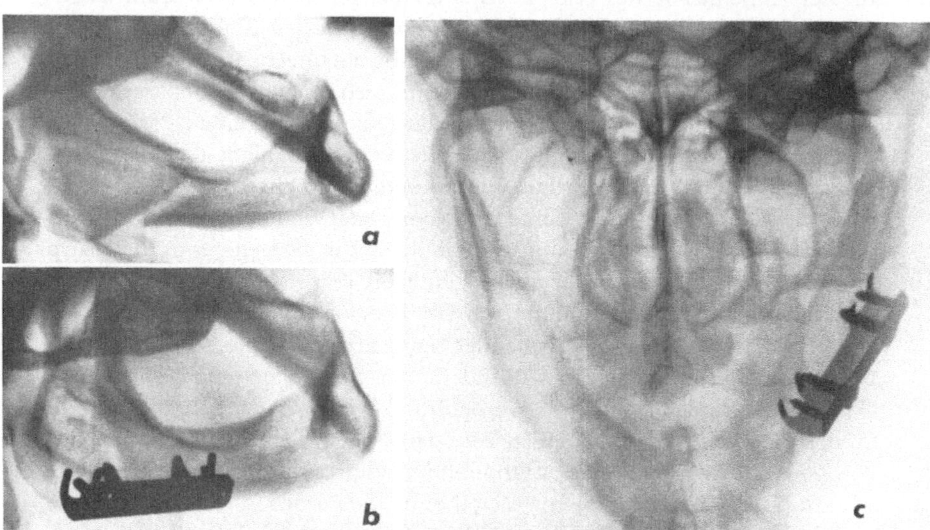

Abb. 4. a Erheblich dislozierte Schrägfraktur des zahnlosen Unterkiefers mit Elevation des aufsteigenden Astes. b Postoperative Röntgenkontrolle nach Druckosteosynthese mit einer 38 mm langen Druckschraubenschiene; man beachte die ideale Stellung der Fragmente. c Posterior-anteriore Aufnahme. Hier wird die Rinnenform der Schiene deutlich. Zusätzlich besteht eine dislozierte Gelenkfortsatzfraktur rechts, die konservativ behandelt wird

seitigen Collumfraktur mit distalem Kunststoffaufbiß an der Unterkieferprothese und elastischem Kopfkinnverband.

Die Versorgung einer komplizierten zweifachen Unterkieferfraktur, mit zusätzlichen Gelenkfortsatzfrakturen, soll der folgende Fall zeigen (Abb. 5—6):

Ein 41jähriger englischer Bootsmann stürzte von einer 3 m hohen Leiter auf die Decksaufbauten. Neben den Kieferfrakturen zog er sich multiple Rippenfrakturen, eine Infraktur des Sternum und eine Gehirnerschütterung zu. Sieben Tage nach dem Unfall Verlegung von einem auswärtigen Krankenhaus in die Nordwestdeutsche Kieferklinik. Es bestand ein offener Biß mit erheblicher Distalverlagerung des Unterkiefers, die in Abb. 5 deutlich wird. Nach vergeblichen

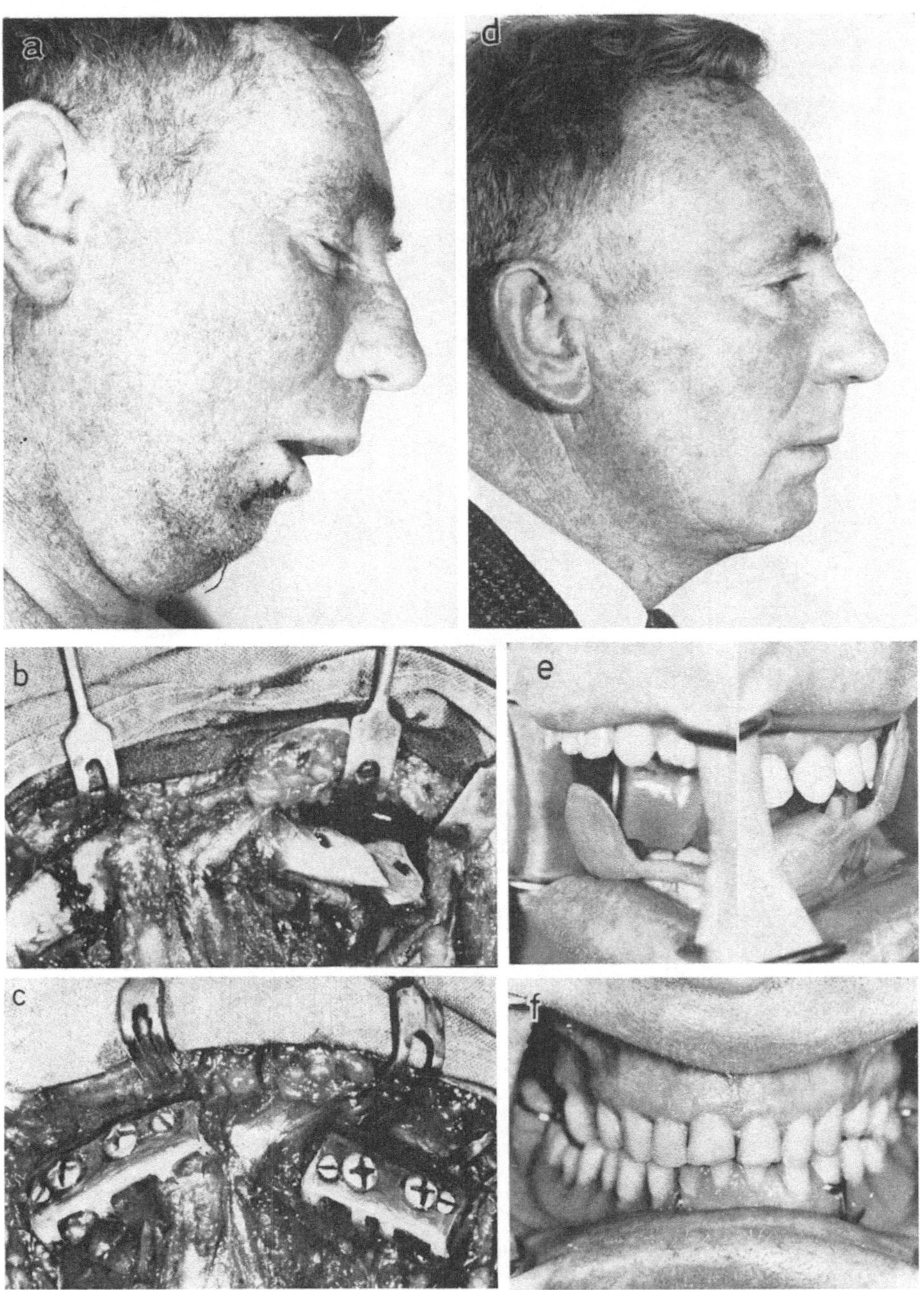

Abb. 5. a Präoperativ: Die erhebliche Rücklage des Unterkiefers und der offene Biß sind eine Folge der zusätzlichen Gelenkfortsatzfrakturen. b Nach Freilegen der Kinn-Stückfraktur durch Submentalschnitt werden die Fragmente durch Druck-Schraubenschienen (c) stabilisiert. e Durch eine herausnehmbare Aufbißschiene mit frontaler sog. schiefer Ebene werden die Gelenkfortsatzbrüche frühzeitig funktionell behandelt. Der zur Rücklage neigende Unterkiefer wird beim Zusammenbiß durch die schiefe Ebene jeweils nach vorn geführt. Die wiederhergestellte Okklusion (f) und das Gesichtsprofil (d) nach Abschluß der Behandlung

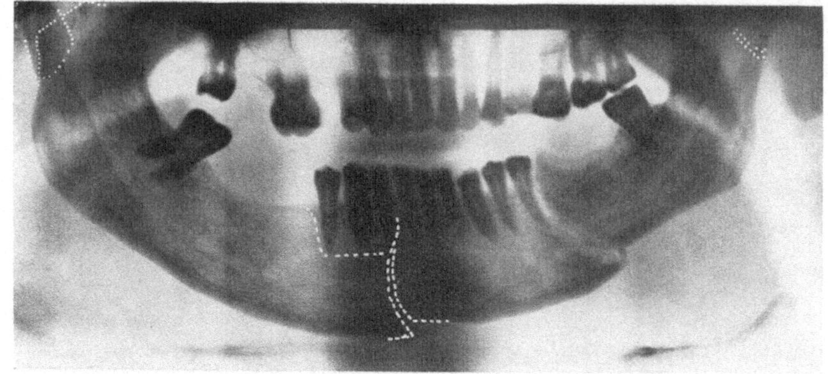

a

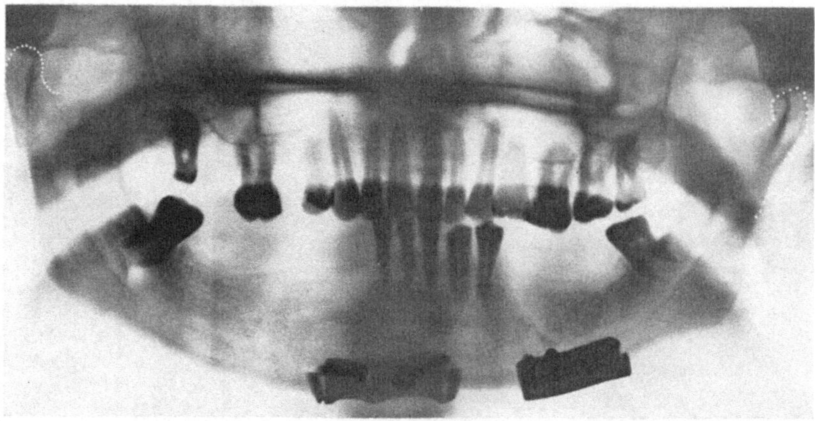

b

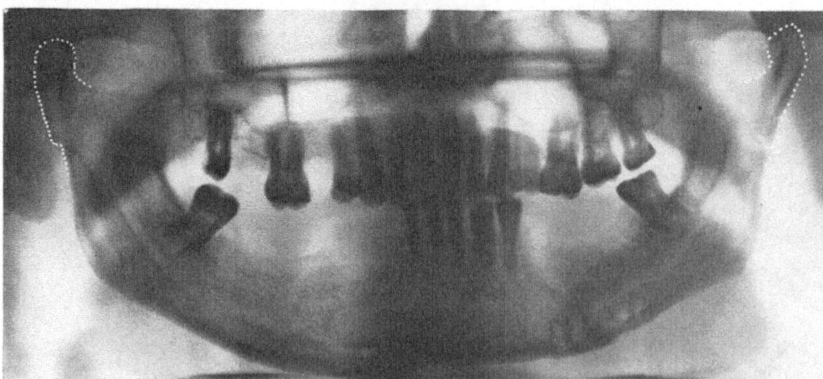

c

Abb. 6. a Doppelte Unterkieferfraktur (Kinn-Stückfraktur) mit beidseitiger Gelenkfortsatzfraktur. b Nach Extraktion der im Bruchspalt stehenden Zähne und Druck-Osteosynthese. c 2 Monate nach operativer Versorgung sind die Frakturen konsolidiert (DS-Schienen entfernt). Die Gelenkfortsätze sind unter funktioneller Behandlung in befriedigender Stellung verheilt

Versuchen, die stark dislozierten Frakturen mit Aussprengung des Kinnmittelteiles (Abb. 6a) bei mangelhafter Bezahnung durch konservative Schienung zu stabilisieren, führten wir in Intubationsnarkose von einem Submentalschnitt die Druckverschraubung beider Frakturen durch. Die im Bruchspalt stehenden stark gelockerten Zähne 4 – bis 2 – und – 5 wurden extrahiert und die Extraktionswunden nach Mobilisierung der Schleimhauträndern direkt vernäht. Noch intra operationem wurde durch Drahtextension über die untereinander verblockten restlichen Frontzähne der gesamte Unterkiefer nach vorn gezogen und durch Kunststoffaufbisse als Hypomochleon die Collumfrakturen distrahiert. Bei diesem Repositionsmanöver waren beide Osteosynthesen erheblichen Zug- und Biegungskräften ausgesetzt, was jedoch komplikationslos vertragen wurde. Nach zweiwöchiger starrer Immobilisierung der Kiefer (hier lediglich zur Ruhigstellung der Collumfrakturen erforderlich) konnte bereits die funktionelle Behandlung der Gelenkfortsatzfrakturen durch intermaxilläre Gummizüge und beidseitigem Hypomochlion beginnen, die später mit einer herausnehmbaren Aufbißschiene fortgesetzt wurde. Im Frontbereich dieser Prothesenschiene war eine sog. schiefe Ebene angebracht, die beim Zusammenbiß den zu Rücklage neigenden Unterkiefer in regelrechte Okklusion zwang (Abb. 5e). Zwei Monate nach operativer Versorgung und Konsolidierung der Frakturen konnten die Druckschraubenschienen entfernt werden (Abb. 5c).

Bei einer Nachuntersuchung 6 Monate nach dem Unfall war der Pat. subjektiv beschwerdefrei, die maximale Mundöffnung lag mit einer Schneidekantendistanz von 40 mm im Normbereich. Die normalisierte Okklusion und das wiederhergestellte Gesichtsprofil zeigen Abb. 5d u. f.

Die Versorgung einer doppelseitigen Unterkieferfraktur bei einem zahnlosen Patienten sei an folgendem Beispiel erläutert:

Ein 55jähriger Gastwirt erlitt neben einer Commotio cerebri durch Faustschläge und Fußtritte doppelseitige Kieferbrüche. In die Nordwestdeutsche Kieferklinik wurde der Pat. von einer auswärtigen chirurgischen Abteilung am 4. Tag nach dem Überfall verlegt. Einen Tag später führten wir in Intubationsnarkose von einem Submandibularschnitt beiderseits nach Reposition der dislozierten Frakturen (Abb. 7 bis 8) eine Druckosteosynthese mit DS-Schienen durch. Eine zusätzliche Ruhigstellung des Unterkiefers folgte nicht, so daß eine Ernährung durch Breikost möglich war. Nach prothetischer Versorgung der zahnlosen Kiefer wurde der Pat. am 13. postoperativen Tag aus stationärer Behandlung entlassen. Die weitere Heilung verlief komplikationslos. Mundöffnung und Kaufunktion waren 3 Wochen nach dem Eingriff bereits weitgehend normalisiert (Abb. 7f).

Bisher haben wir die Druckschraubenschiene bei 27[1] Patienten entsprechend den vorher erwähnten Indikationen angewandt. In 6 Fällen lagen dabei doppelseitige Unterkieferfrakturen vor, die ebenfalls mit gutem Erfolg stabilisiert werden konnten. Bei 2 Fällen traten postoperativ Komplikationen auf, die Anlaß zu einer Diskussion über die Gefahren der Osteosynthese im Kieferbereich sein sollen. Ein Patient mit einer primär intraoral offenen Fraktur, die durch Schleimhautnaht versorgt worden war, entzog sich wenige Tage nach der Operation der weiteren Behandlung und wurde uns erst Wochen später — diesmal als Strafgefangener — wieder zu-

[1] Zwischenzeitlich wurde die Kompressionsosteosynthese an der Hamburger Klinik bei mehr als 60 Unterkieferfrakturen angewandt.

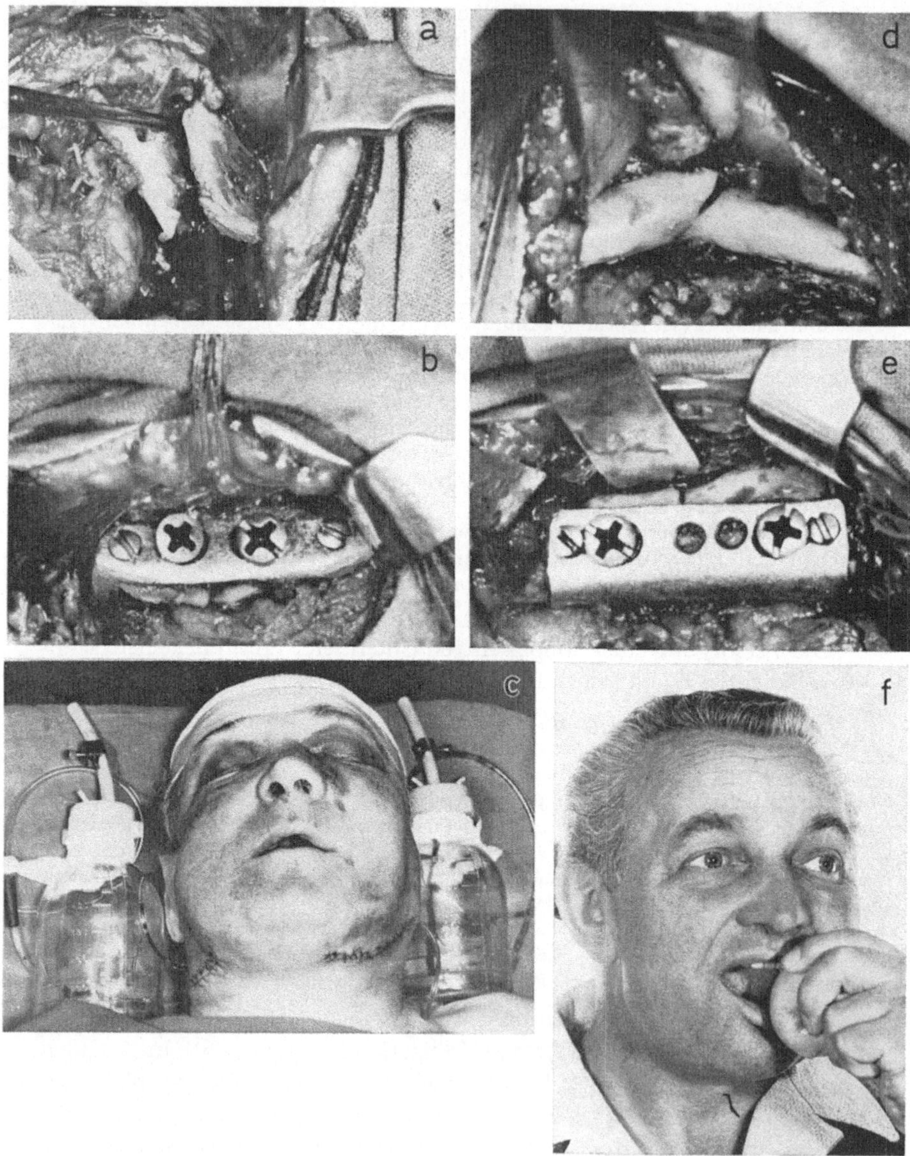

Abb. 7. a Dislozierte Schrägfraktur des rechten Kieferwinkels. b Durch Druck-Schraubenschiene versorgt. Wegen der zahlreichen anatomischen Varianten des Knochens im Kieferwinkelbereich wird in diesen Fällen eine Schiene *ohne* die basale Rinne verwandt. c läßt die Schnittführungen erkennen; das Operationsgebiet ist durch Vakuumdrainagen versorgt. d Schrägfraktur des horizontalen Unterkiefers links, e mit 38 mm langer DS-Schiene stabilisiert. f Zustand des Pat. nach prothetischer Versorgung 3 Wochen nach dem Eingriff

führt. Es bestand eine intra-extraorale Fistel mit Fisteleiterung, offenbar als Folge einer Nahtdehiszenz, so daß die Schiene entfernt werden mußte. Die Fraktur war jedoch trotz der Infektion konsolidiert. Bei einem zweiten Patienten mit einer primären perforierenden Weichteilknochenverletzung trat ebenfalls eine Dehiszenz der Schleimhautnähte über dem Frakturbereich auf. Diese wurde nicht frühzeitig genug bemerkt, so daß sich die Infektion entlang dem Knochen bis in den Submandibularraum ausbreiten konnte und eine Woche nach der Druckverschraubung ein Abszeß durch Außen-

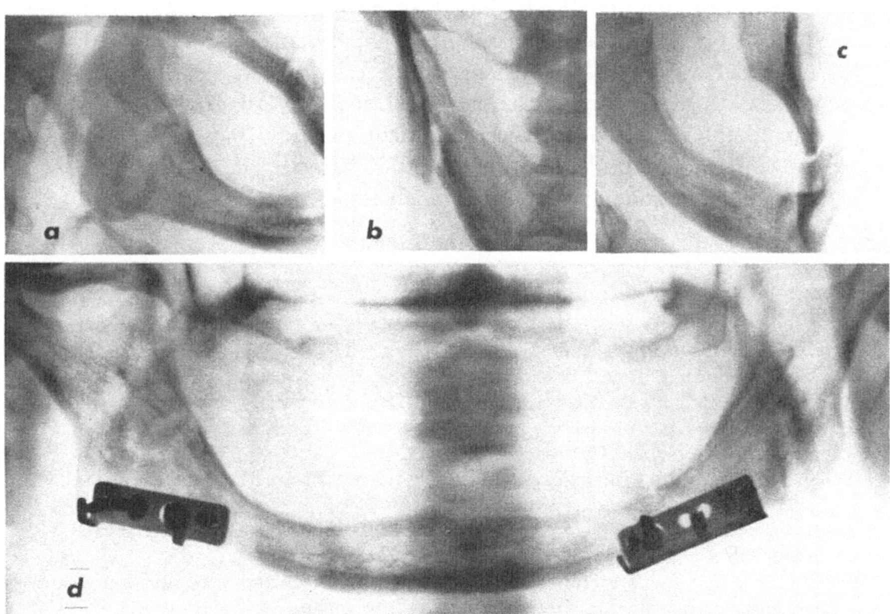

Abb. 8. a Doppelseitige Unterkieferfrakturen am Kieferwinkel rechts und horizontalem Ast links. b u. c Zielaufnahmen zeigen die Dislokation der Frakturen. d Postoperative Orthopanaufnahme nach Druckosteosynthese beider Frakturen. Eine zusätzliche intermaxilläre Ruhigstellung ist nicht erforderlich

incision eröffnet und drainiert werden mußte. Intraoral wurde der freiliegende Frakturbereich in Leitungsanästhesie durch einen trapezförmigen Schleimhautlappen aus dem Vestibulum mit dichten Matratzennähten erneut gedeckt. Unter gezielter Antibioticatherapie nach Keimtestung war der weitere Verlauf komplikationslos. Die Bruchheilung war nicht merklich verzögert, osteolytische Prozesse im Schraubenlager konnten auch bei späteren Röntgenkontrollen nicht nachgewiesen werden.

Welche Konsequenzen ergeben sich aus dem oben Gesagten? Es wäre falsch, wollte man etwa bei perforierenden Weichteilverletzungen oder intraoralen Schleimhautdefekten im Frakturbereich die operative Bruchbehandlung im Unterkiefer ablehnen. Eines scheint jedoch besonders wichtig: der dichte Nahtverschluß des Schleimhautdefektes über dem Bruchspalt. Ein einfaches Zusammenziehen der Wundränder genügt hier nicht. Man sollte sich nicht scheuen, bei Bedarf einen Schleimhautrotations- oder Verschiebelappen aus der Umgebung zu mobilisieren, um eine absolut sichere Defektdeckung zu gewährleisten.

Unter Berücksichtigung allgemeiner Grundsätze der Knochenchirurgie und der besonderen anatomischen und funktionellen Erfordernisse des Kauapparates lassen sich mit der Druckschraubenschiene sehr befriedigende Ergebnisse bei der Frakturbehandlung im Bereich des zahnlosen Unterkiefers erzielen. Die stabile Osteosynthese erlaubt den Verzicht auf eine zusätzliche Ruhigstellung durch intra-extraorale Verbände, die den Patienten erheblich belästigen. Sie ermöglicht die freie Bewegung des verletzten Unterkiefers und ungehinderte Aufnahme weicher Kost und bietet damit gegenüber anderen Verfahren einen entscheidenden Vorteil.

Literatur

Altmann, K.: Experimentelle Untersuchungen über mechanische Ursachen der Knochenbildung. Z. Anat. Entwickl. Gesch. **114**, 457 (1949/50).

— Untersuchungen über Frakturheilung unter besonderen experimentellen Bedingungen. Z. Anat. Entwickl. Gesch. **115**, 52 (1950/51).

Anderson, R.: An ambulatory method of treating fractures of the shaft of the femur. Surg. Gynec. Obstet. **62**, 865 (1936).

Archer, W. H.: Die Chirurgie des Mundes und der Zähne. 3. Aufl., Bd. 2, S. 804. Stuttgart: Medica Verlag 1966.

Beal, G., Levignac, J.: Ostéosynthèse mandibulaire. Rev. Stomat. (Paris) **56**, 424 (1955).

Becker, E.: Ein Instrumentarium zur perkutanen Osteosynthese und extrakutanen Überbrückung mit Kunststoffen. Zbl. Vet.-Med. **4**, 205 (1957).

Bigelow, H. M.: The treatment of fractures of the mandible with vitallium screws. Med. Bull. Vererans Adm. (Wash.) **17**, 54 (1940).

Brand, D. zit. n. Haugk, G. J.: Knochen. In Bierbrann-Kümmell, Chirurgische Operationslehre, Bd. 1 S. 412—450. 7. Aufl. Leipzig: Barth 1952.

Brown, J. B., McDowell, F.: Internal wire fixation of fractures of jaw: preliminary report. Surg. Gynec. Obstet. **74**, 227 (1942).

— — Internal wire-pin immobilization of jaw fractures. Plast. reconstr. Surg. **4**, 30 (1949).

Charnley, J. C.: Positive pressure in arthrodesis of the knee joint. J. Bone Jt Surg. **30** B, 478 (1948).

Converse, J. M., Waknitz, F. M.: External skeletal fixation in fractures of the mandibular angle. J. Bone Jt Surg. **24**, 154 (1942).

Danis, R.: Théorie et pratique de l'ostéosynthèse. Paris: Masson & Cie. 1949.

Ginestet, G. (1934 zit. n.): Le traitement des fractures du maxillaire inférieur par fixateur externe. Schweiz. Mschr. Zahnheilk. **68**, 226 (1958).

Grasser, J.: Die Osteosynthese mit Knochenschrauben. Dtsch. zahnärztl. Z. **23**, 313 (1968).

GREIFENSTEINER, H.: Die operative Behandlung der Unterschenkelpseudarthrose und Unterschenkelbrüche mit verzögerter Kallusbildung unter besonderer Berücksichtigung der Kompressions-Osteosynthese. Bruns' Beitr. klin. Chir. **187**, 219 (1953).

HEISS, J., GRASSER, H.: Stabile Osteosynthese mit Platten: Dtsch. zahnärztl. Z. **23**, 1085 (1968).

HOFFER, P., ARLOTTA, P.: Behandlung von Unterkieferbrüchen mit Metallplättchen. Dtsch. zahnärztl. Z. **16**, 807 (1961).

IPSEN, J.: Eine Behandlung von Kieferbrüchen. Zbl. Chir. **60**, 2840 (1933).

KRÜGER, E.: Indikation und Technik der operativen Kieferbruchbehandlung. Dtsch. zahnärztl. Z. **19**, 1057 (1964).

KÜNTSCHER, G.: Primäre Knochenheilung. Langenbecks Arch. klin. Chir. **308**, 452 (1964).

LAMBOTTE, A.: Le traitement des fractures. Paris: Masson & Cie. 1907.

LUHR, H.-G.: Zur stabilen Osteosynthese bei Unterkieferfrakturen. Dtsch. zahnärztl. Z. **23**, 754 (1968).

— Die Kompressionsosteosynthese bei Frakturen des zahnlosen Unterkiefers. Experimentelle Untersuchungen und klinische Erfahrungen. Med. Habilitationsschrift, Hamburg 1969.

MATZEN, P. F.: Vom Einfluß mechanischer Einwirkungen auf die Kallusbildung. Bruns' Beitr. klin. Chir. **184**, 147 (1952).

— Vom Einfluß mechanischer Einwirkungen auf die Kallusbildung (II. Teil). Bruns' Beitr. klin. Chir. **188**, 97 (1954).

METZ, H.-J.: Indikation und Technik der Drahtbogen-Kunststoffschiene nach Schuchardt. Fortschr. Kiefer- u. Gesichtschir. **11**, 124 (1966).

— Unveröffentlichte Mitteilung 1967.

MÜLLER, M. E., ALLGÖWER, A., WILLENEGGER, H.: Technik der operativen Frakturenbehandlung. Berlin-Göttingen-Heidelberg: Springer 1963.

PALFER-SOLLIER, M.: L'ostéosynthese par gouttieres vissées en Durallium dans les fractures mandibulaires. Rev. franç. Odonto-stomat. **3**, 587 (1956).

PARKHILL, C.: New apparatus for fixation of bones after resection and in fractures with tendency to displacement. Trans. Amer. surg. Ass. **15**, 251 (1897).

PINCOCK, D. F.: Horizontal pin fixation for fractures of mandible using pin guide. Surg. Gynec. Obstet. **77**, 493 (1943).

PINI, C. E.: Le osteosintesi mediante plachette metalliche nelle fratture della mandibola. Minerva stomat. **8**, 105 (1959).

PAUWELS, F.: Grundriß einer Biomechanik der Frakturheilung. Verh. dtsch. orthop. Ges. **34**, 62 (1940).

— Eine neue Theorie über den Einfluß mechanischer Reize auf die Differenzierung der Stützgewebe. Z. Anat. Entwickl.-Gesch. **121**, 478 (1960).

ROBINSON, M., YOON, CH.: The 'L' splint for the fractured mandible: a new principle of platting. J. oral Surg. **21**, 395 (1963).

ROWE, N. L., KILLEY, H. C.: Fractures of the facial skeleton. Edinburgh: Livingstone 1955.

SCHRÖDER, F.: Apparate zur Reposition und Fixation der Kieferfrakturen. Fortsch. Kiefer- u. Gesichtschir. **11**, 116 (1966).

SCHUCHARDT, K.: Ein Vorschlag zur Verbesserung der Drahtschienenverbände. Dtsch. Zahn-, Mund- u. Kieferklinik **24**, 39 (1956).

— Diskussionsbemerkung zu FRIESS, R.: Markdrahtung bei Unterkieferfrakturen. Fortschr. Kiefer- u. Gesichtschir. **11**, 237 (1966).

—, KAPOVITS, M., SPIESSL, B.: Technik und Anwendung des Drahtbogen-Kunststoffverbandes. Dtsch. zahnärztl. Z. **16**, 1241 (1961).

SCHÜLE, H.: Diskussionsbemerkung zu GRASSER: Die Osteosynthese mit Knochenschrauben. Dtsch. zahnärztl. Z. **23**, 320 (1968).

SCHWENZER, N.: Zur Osteosynthese bei Frakturen des Gesichtsskelets. Stuttgart: Thieme 1967.

SHIRA, R. B.: Open reduction of mandibular fractures. J. oral Surg. **12**, 95 (1954).

SMITH, A. E., ROBINSON, M.: Individually constructed stainless steel bone only a splint for immobilization of proximal fragment in fractures of the angle of the mandible. J. oral Surg. **12**, 170 (1954).

SPIESSL, B.: Indikation und Technik der operativen Kieferbruchbehandlung. Fortschr. Kiefer- u. Gesichtschir. **11**, 129 (1966).

THOMA, K. H.: Methods of fixation of jaw fractures and their indications. J. oral Surg. **6**, 125 (1948).

— Oral Surgery, 2nd Ed., Vol. 1. St. Louis: Mosby 1952.

WUSTMANN, O.: Die Kompressionsosteosynthese. Ärztl. Prax. **6**, 7 (1954).

Priv. Doz. Dr. Dr. H. G. LUHR
Nordwestdeutsche Kieferklinik
Univ. Krankenhaus Eppendorf
2 Hamburg 20
Martinistr. 52

Kritische Betrachtungen zur Syndaktylie-Operation

Von H. MILLESI

Einleitung

Die Technik der operativen Korrektur der Syndaktylie machte in den letzten 15 Jahren große Fortschritte. Dementsprechend steigen auch die Ansprüche, die man an ein gutes Resultat stellen kann. Andererseits wird im Schrifttum immer wieder über relativ hohe Prozentsätze von ungünstigen Ergebnissen berichtet.

So mußte in einer Serie von SKOOG in 29 von 77 Fällen (37%) eine zweite Operation ausgeführt werden, um Narbenstränge zu entspannen oder eine allgemeine Hautspannung zu kompensieren (SKOOG, 1965). GELDMACHER (1967) empfiehlt, eine Syndaktylie zwischen Mittel- und Ringfinger erst im 10. Lebensjahr zu operieren, weil bei Operationen vor diesem Alter Narbenkontrakturen auftraten, die für Wachstumsfolgen gehalten wurden. Auch die Bedeutung der Form der verwendeten Hauttransplantate wird noch unterschiedlich gewertet. GEORG (1964) verwendet Hauttransplantate mit geradlinigen Rändern. Auch bei WITT, COTTA u. JÄGER (1966) findet man eine Abbildung, die Hauttransplantate mit geradlinigen Rändern wiedergibt. Von diesen Autoren wird darauf hingewiesen, daß Rezidive sowohl bei wellenförmiger als auch bei linearer Schnittführung beobachtet werden. Im Gegensatz dazu halten KETTELKAMP u. FLATT (1961) sowie EBSKOV u. ZACHARIAE (1966) und andere eine zick-zack-förmige Schnittführung der geradlinigen für überlegen.

Abgesehen von diesen Unstimmigkeiten über technische Details sieht man aber auch heute noch nicht selten Fälle, die unkorrekt operiert worden waren. Es ist bedauerlich, daß oft bei derartigen Fällen irreversible Schäden gesetzt werden.

An der Station für Plastische und Rekonstruktive Chirurgie der I. Chir. Univ.-Klinik in Wien wurden bis Sommer 1964 57 Patienten wegen einer angeborenen Syndaktylie an einer oder an beiden Händen operiert. Die Zahl der operierten Hände beträgt 86. Alle Patienten wurden mehrfach nachuntersucht, so daß exakte Angaben über den Verlauf gemacht werden können. 16 Patienten (28%) mit 29 betroffenen Händen (34%) waren bereits einmal oder mehrere Male auswärts operiert worden und benötigten wegen Wiederauftreten der Syndaktylie eine Korrekturoperation. Dieses Krankengut wurde einer kritischen Auswertung mit folgenden Fragestellungen unterzogen:

1. Welches waren die Ursachen für die Notwendigkeit der Nachoperationen der auswärts bereits operierten Fälle?

2. Häufigkeit und Ursachen der Nachoperationen im Anschluß an eigene Syndaktylieoperationen.

3. Läßt sich aus den Spätergebnissen eine Wertung der verschiedenen gebräuchlichen Operationsverfahren vornehmen?

Historische Entwicklung

Besonders die dritte Fragestellung macht einen kurzen Überblick über die Entwicklung der Operationstechnik zur Korrektur der Syndaktylie notwendig. Der Übersichtlichkeit halber können nur die wichtigsten einschlägigen Publikationen zitiert werden.

1. *Die einfache Trennung*, die schon Celsus durchgeführt haben soll, führt zur Heilung per secundam intentionem an den Seitenflächen der Finger und damit zu schrumpfenden Narben sowie zu einem Rezidiv der Syndaktylie.

2. Zahlreiche Versuche wurden unternommen, durch eine Variation der Schnittführung einen primären Wundverschluß an den Seitenflächen der Finger zu erreichen. Die bekannteste Methode stammt von Didot (1850), die auch heute noch in Lehrbüchern abgebildet wird. Besonders die weite Form der Syndaktylie mit breiter, häutiger Schwimmhaut lädt zu solchen Versuchen ein. Es wird dabei leicht vergessen, daß die Oberfläche der Schwimmhaut immer kleiner ist, als die Oberfläche der Fingerseitenflächen nach der Trennung der Finger. Ein Rezidiv der Syndaktylie ist das gesetzmäßig eintretende Ergebnis, verbunden mit einer Beugekontraktur der Finger je nach dem Ausmaß der Narbenschrumpfung im Bereiche der zur Dehiszenz neigenden, weil unter Spannung genähten Narben an den Fingern.

3. Befriedigende Ergebnisse wurden erst erzielt, als man erkannte, daß die Interdigitalfalte besonders rekonstruiert werden muß (A) und daß an den Seitenflächen der Finger durch die Trennung ein echter Hautdefekt entsteht, der durch Heranbringen zusätzlicher Haut gedeckt werden muß (B).

Da die beiden wesentlichen Probleme der Korrektur der Syndaktylie auf verschiedene Weise gelöst werden können und die einzelnen Operateure die im Schrifttum angegebenen Methoden kombinieren, ist es vorteilhaft, die Methoden zur Rekonstruktion der Interdigitalfalte gesondert von den Methoden zur Deckung der Fingerseitenfläche zu besprechen.

A) Rekonstruktion der Interdigitalfalte

Die Erkenntnis der Notwendigkeit, die Interdigitalfalte durch einen besonderen Hautlappen zu formen, stammt von Zeller (1810), der einen dorsal gestielten, dreieckigen Hautlappen für diesen Zweck angab. Sie wurde erst spät Allgemeingut. Die zahlreichen Vorschläge zur Technik lassen sich folgendermaßen klassifizieren:

1. Deckung der Interdigitalfalte durch ein freies Hauttransplantat, welches von einem Finger über die Interdigitalfalte zum anderen Finger reicht (Schmetterlingstransplantat) (Kanavel, 1932; Barsky, 1951; Mancini, 1951).

2. Rekonstruktion der Interdigitalfalte vor der Trennung der Finger, die erst in einer zweiten Sitzung vorgenommen wird (Felizet, 1892; Klapp, 1933).

3. Rekonstruktion der Interdigitalfalte durch einen gestielten Lappen von einer Entnahmestelle außerhalb der Hand (STUCKE-GANSMÜLLER, 1947; CORNACCHIA, 1948).

4. Rekonstruktion der Interdigitalfalte durch einen oder zwei gestielte Hautlappen unter Verwendung der Schwimmhaut selbst bei gleichzeitiger Trennung der Finger. Diese Art fand die meisten Anhänger und wurde in verschiedenen Abwandlungen empfohlen.

a) Verwendung eines dorsal gestielten (ZELLER) Hautläppchens verschiedener Form (rechteckig, hufeisenförmig, rund) (DIEFFENBACH, 1845; AGNEW, 1883; PALMA, 1934; TRUSLER u. COGSWELL, 1937; BUNNELL, 1944; OLDSFIELD, 1948; BAUER, TONDRA u. TRUSLER, 1956).

b) Verwendung eines dorsalen und volaren dreieckigen Hautlappens, die mit der Spitze aneinander genäht werden (NORTON, 1881).

c) Verwendung eines dorsalen und volaren rechteckigen Hautlappens, die mit dem freien Rand aneinander genäht werden (ISELIN, 1955).

d) Verwendung eines dorsalen und volaren dreieckigen Hautläppchens, die mit je einer Seite aneinandergenäht werden, so daß eine annähernd Z-förmige Narbe in der Interdigitalfalte entsteht (DAVIS, 1919; MCCOLLUM, 1940; CRONIN, 1943, 1956; BLACKFIELD u. HAUSE, 1956).

B) Deckung des Defektes an den Seitenflächen der Finger

Hier variieren die einzelnen Methoden nach folgenden Gesichtspunkten:

1. *Material zur Deckung.*

a) Gestielter Hautlappen aus einer Entnahmestelle außerhalb der Hand (STUCKE-GANSMÜLLER, 1947; CORNACCHIA, 1948).

b) Freie Spalthauttransplantation, wobei die Transplantate gerade (ISELIN, 1955) oder gewellte Ränder aufweisen (BUNNELL, 1944; BONOLA, 1948; BARSKY, 1951).

c) Freie Vollhauttransplantation, wobei auch hier die Ränder von den einzelnen Verfassern verschieden gestaltet werden (DAVIS u. GERMAIN, 1930; KANAVEL, 1932; NYLÉN, 1957).

2. *Art der Schnittführung bei der Trennung der Finger.*

a) Gerade Schnittführung (MCCOLLUM, 1940; ISELIN, 1955).
b) Wellenförmige Schnittführung (BARSKY, 1951, 1958).
c) Zickzackförmige Schnittführung (CRONIN, 1943).
d) Gerade Schnittführung mit Z-Incision (BLACKFIELD u. HAUSE, 1955).

3. *Verteilung der Transplantate auf die beiden Finger.*

a) Gleichmäßige Verteilung der Transplantate auf beide Finger.

b) Die Schnittführung wird so gewählt, daß ein Finger zur Gänze primär geschlossen werden kann, während die dadurch größere Wundfläche des anderen Fingers mit einem großen Hauttransplantat gedeckt wird (TRUSLER u. COGSWELL, 1937; BAUER, TONDRA u. TRUSLER, 1955; MANSFIELD, 1960).

c) Durch Zickzack-Schnitte, die über die ganze Fläche der beiden miteinander verwachsenen Finger reichen, werden alternierende Lappen gebildet, mit deren Hilfe die distalen zwei Drittel der Seitenfläche der Finger gedeckt werden. Die restlichen Hautdefekte nehmen das proximale Drittel der Fingerseitenfläche ein, und werden mit Hauttransplantaten versorgt (ZACHARIAE, 1957).

4. *Ausmaß der Entfettung der Hautläppchen.*

Durch Zickzack-Incisionen werden alternierende gestielte Hautläppchen gebildet. Durch weitgehende Entfettung wird versucht, die Läppchen so zu mobilisieren, daß die Seitenflächen weitgehend gedeckt werden können (Flatt, 1962).

Korrekturoperationen

16 Patienten mit 29 betroffenen Händen (31 Fingerpaaren) waren bereits einmal oder mehrere Male voroperiert, bevor sie in die eigene Be-

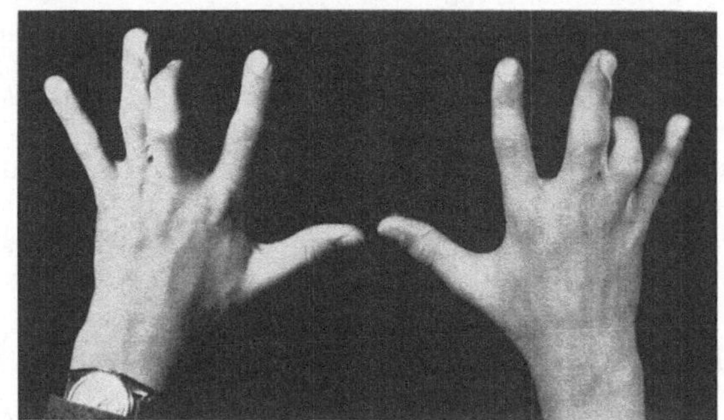

a

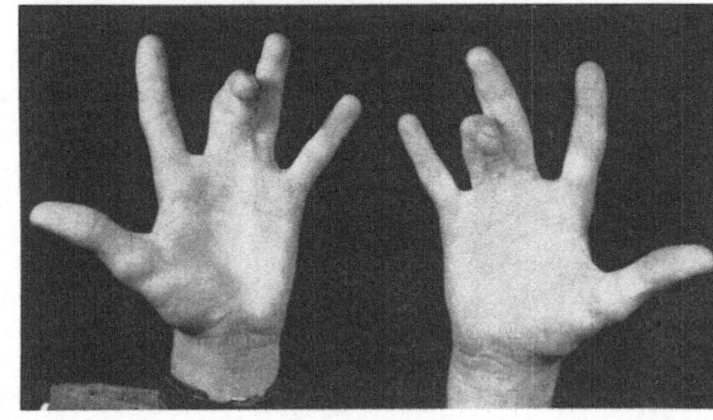

b

Abb. 1. Zustand nach Syndaktylieoperation im 2. Lebensjahr bei einem 13jährigen Pat. (a, b). Es besteht ein Rezidiv der Syndaktylie, eine Beugekontraktur und eine Torsion um die Längsachse. Ergebnis der Korrekturoperation (c, d)

handlung kamen. Es handelte sich um 10 männliche und 6 weibliche Patienten, in der Regel Kinder. Die rechte Hand war 15mal, die linke 14mal betroffen. Nach den Ursachen, die die Korrektur notwendig machten, können diese Patienten in vier Gruppen eingeteilt werden.

1. *Schwere Beugekontraktur* eines oder beider Finger mit Torsion der Finger um die Längsachse und Rezidiv der Syndaktylie. Diese Form kam am häufigsten vor (11 Fälle mit 21 Händen und 22 Fingerpaaren) und war zugleich die am schwierigsten zu korrigierende. Ursache für die Deformation waren lineare, stark geschrumpfte Narben, die von der Interdigitalfalte

schräg zur Endphalange des Fingers führten. Der schräge Verlauf der Narben verursachte die Torsion der Finger, während die Beugekontraktur besonders dann ausgeprägt war, wenn die Narbe nahe der Volarseite des Fingers lag. Durch die Narbenschrumpfung wurde gleichzeitig die Interdigitalfalte nach distal gezogen, so daß ein Rezidiv der Syndaktylie entstand (Abb. 1). Die Mehrzahl dieser Fälle zeigten keinen Anhaltspunkt dafür, daß bei der Erstoperation Hauttransplantate verwendet wurden. Diese Operationen entsprachen also der unter II genannten Entwicklungs-

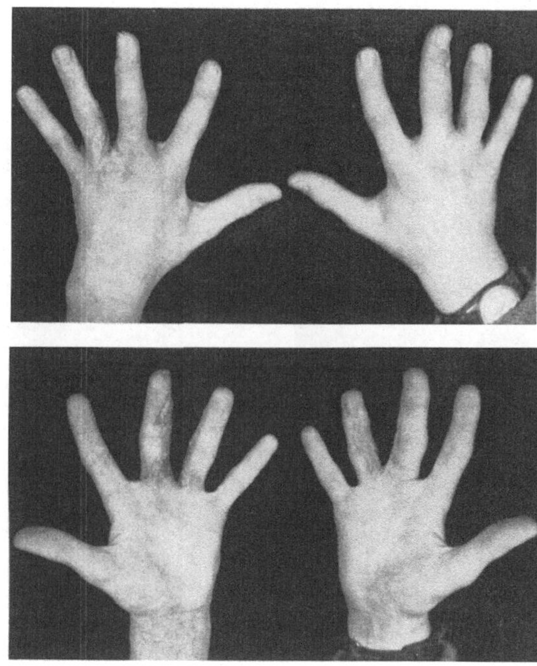

c

d

Abb. 1c und d

stufe. Bei anderen Patienten waren stark geschrumpfte Spalthauttransplantate nachweisbar. Die Kontraktur wurde dann durch die linearverlaufende volare Randnarbe dieser Transplantate bedingt.

Sofern noch keine Skeletveränderungen entstanden sind, läßt sich die Beugekontraktur durch Z-Plastik und freie Verpflanzung von Vollhaut korrigieren. Die Torsion bleibt häufig viele Jahre nach der Operation noch nachweisbar. Sie bedeutet jedoch keine funktionelle Beeinträchtigung. Die Korrektur wird schwierig, wenn durch längeres Bestehen des Zustandes, bereits Veränderungen im Bereiche der Epiphysen aufgetreten sind, so daß es zu Wachstumsstörungen kommt (Abb. 2). Die Korrektur derartiger Operationsfolgen soll daher so bald als möglich vorgenommen werden.

2. Rezidiv der Syndaktylie ohne Verformung der Finger. Dies war bei 2 Fällen mit 4 Händen der Fall. Diese Patienten wiesen von der ersten Operation stammende Hauttransplantate auf. Die Interdigitalfalte war durch eine geradlinig verlaufende Narbe nach distal gezogen worden. Dementsprechend berichten auch die Eltern dieser Patienten, daß das Rezidiv der Syndaktylie erst längere Zeit nach der Erstoperation allmählich aufgetreten wäre. Die Korrektur verursacht keine Schwierigkeiten und wird wie eine typische Syndaktylieoperation ausgeführt.

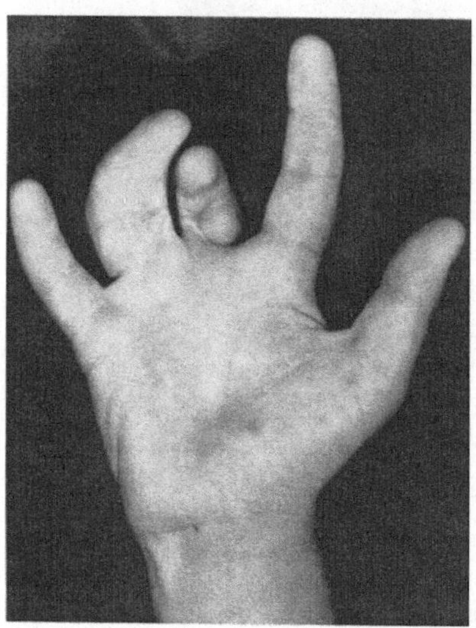

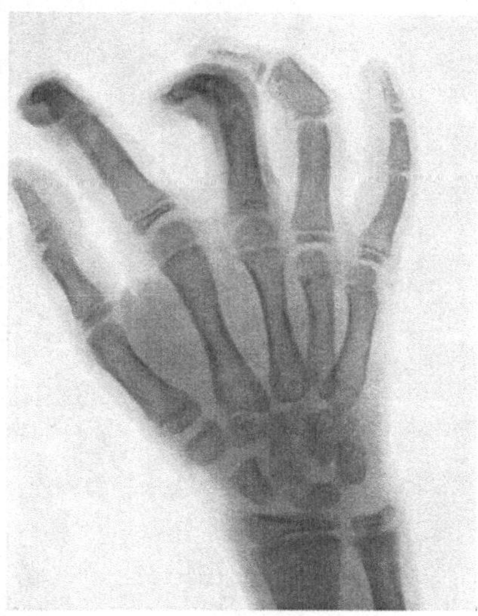

Abb. 2. Zustand nach im 1. Lebensjahr durchgeführter Syndaktylieoperation mit schwerer Beugekontraktur des Mittelfingers und radialer Deviation des Ringfingers. Beachte die Verformung der Epiphysenfuge an der Mittelphalange des Ringfingers

3. Zustand nach Lappenplastik. Bei zwei Patienten, die bereits mehrfach operiert worden waren, wurde im Laufe der Behandlung eine gestielte Lappenplastik von der Bauchhaut im Sinne der unter A/3 und B/1a genannten Operationsverfahren durchgeführt. Die Korrektur war notwendig, weil in einem Fall die volare Randnarbe des Lappens zu einer Beugekontraktur geführt hatte und weil bei beiden Fällen die fetthaltigen Hautlappen zu einem unbefriedigendem kosmetischen Ergebnis geführt hatten (2 Fälle, 3 Hände, 3 Fingerpaare).

4. Seitliche Deviation der Finger. Diese Veränderungen wurden zweimal beobachtet. Bei einem Patienten lag die seitliche Deviation zusammen mit einer Beugekontraktur vor. Der Fall ist daher unter 1. mitgezählt (Abb. 2). Bei einem zweiten Kind handelte es sich um die rechte Hand eines zweijährigen Knabens, der ursprünglich eine Syndaktylie zwischen 2., 3. und 4. Finger aufwies.

Im Alter von 3 Monaten wurde er erstmals operiert. Nach Vollendung des 1. Lebensjahres wurde eine weitere Operation vorgenommen, wobei aus unverständlichen Gründen der Mittelfinger amputiert und die Haut des Fingers zur Deckung der Seitenflächen des 2. und 4. Fingers verwendet wurde. Die Rekonstruktion der Interdigitalfalte war ungenügend, so daß ein Rezidiv der Syndaktylie entstand. Durch das Fehlen des 3. Fingers entwickelte sich eine Deviation des

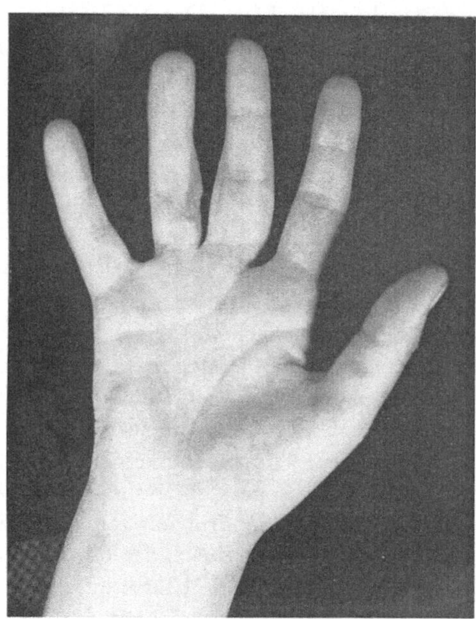

Abb. 3. Enge Interdigitalfalte nach Syndaktylieoperation unter Verwendung nur eines dorsal gestielten, dreieckigen Hautlappens zur Rekonstruktion der Interdigitalfalte

2. und 4. Fingers gegeneinander, die zu einer schweren Beeinträchtigung der Handfunktion führte. Die Korrekturoperation (Doz. Dr. Winkler) betand in der Rekonstruktion der Interdigitalfalte und in der Entfernung der schrumpfenden Narben an den Fingerseitenflächen. Die Nachuntersuchung nach 6 Jahren zeigt, daß die Finger immer noch eine leichte Deviation aufweisen, daß jedoch eine wesentliche Besserung des Zustandes erreicht wurde.

Schließlich sei noch auf zwei weitere Zustände hingewiesen, die zwar keine funktionelle Beeinträchtigung darstellen, die jedoch bei dem heutigen Stand der Operationstechnik nicht mehr vorkommen sollten. Bei mehreren Fällen war offenbar der zur Rekonstruktion der Interdigitalfalte bestimmte Lappen zu schmal gewählt worden, so daß eine *enge Kommissur* entstand, die das Spreitzen der Finger behinderte. Dies tritt vor allem dann ein, wenn nur ein dorsal gestielter, dreieckiger Hautlappen zur Rekonstruktion der Interdigitalfalte verwendet wird (Abb. 3). Bei anderen Patienten war durch einen zu weit proximal gelegenen Ansatz der Fingertrennung eine zu tiefe Kommissur entstanden.

Zusammenfassend kann festgestellt werden, daß die ungünstigen Ergebnisse der operativen Korrektur der Syndaktylie bei den untersuchten 16 Fällen vermeidbar gewesen wären, wenn man die seit vielen Jahren erarbeiteten Grundsätze beachtet hätte. Das Vorkommen einer so großen Zahl von Fehlergebnissen rechtfertigt ihre ausführliche Besprechung im Rahmen dieser Arbeit. Mehr als die Hälfte dieser Patienten war bereits im ersten oder zweiten Lebensjahr zum ersten Male operiert worden. Die Operation zu einem so frühen Zeitpunkt mag bei einem Teil zum schlechten Ergebnis beigetragen haben, da besonders die postoperative Ruhigstellung bei so kleinen Kindern schwierig ist und die mangelhafte Ruhigstellung Wundheilungsstörungen zur Folge haben kann. In der Regel sollte die Syndaktylieoperation erst im fünften Lebensjahr durchgeführt werden. In diesem Alter sind die Größenverhältnisse günstiger und man kann mit einer Mitarbeit seitens des Kindes rechnen. Diese Angaben für den günstigsten Zeitpunkt der Operation gelten jedoch nicht, wenn an der Syndaktylie der 4. und 5. Finger beteiligt sind. Der Größenunterschied dieser beiden Finger verstärkt sich im Laufe des Wachstums. Der nicht im gleichen Ausmaß wachsende 5. Finger verursacht dadurch eine Beugung und Deviation des mit ihm verwachsenen Ringfingers nach ulnar (Abb. 4). In einem solchen Falle stellt die Unterlassung der frühzeitigen Operation einen Fehler dar. Durch längeres Bestehen dieses Zustandes entwickeln sich Verschiebungen der Epiphysenfugen und nach Eintreten dieser Veränderungen kann auch eine komplette Trennung der Finger die Deviation des Ringfingers nicht beheben. Es hilft dann nur die Osteotomie der am stärksten veränderten Mittelphalange. Es kann dadurch, wie die Abb. 8 zeigt, auch zu einem relativ späten Zeitpunkt noch ein gutes Ergebnis erzielt werden. Die Knochenoperation wäre jedoch nicht notwendig gewesen, wenn die Trennung der Finger bereits im ersten oder zweiten Lebensjahr durchgeführt worden wäre.

Eigenes Krankengut

Alle eigenen Fälle wurden nur von zwei Operateuren mit einheitlicher Technik operiert (Frau Doz. Dr. E. WINKLER und Verfasser). Es wurden unvoreingenommen verschiedene Operationsverfahren angewandt. Alle Pat. wurden regelmäßig zur Kontrolle einberufen, so daß genaue Angaben über den Verlauf gemacht werden können. Nicht ausgewertet wurden Fälle, bei denen zusätzliche Mißbildungen vorhanden waren, da dadurch die Beurteilung der Ergebnisse und der wachstumsbedingten Veränderungen erschwert wird. Ferner wurden die Pat. nicht in die Untersuchung aufgenommen, die im Erwachsenenalter operiert

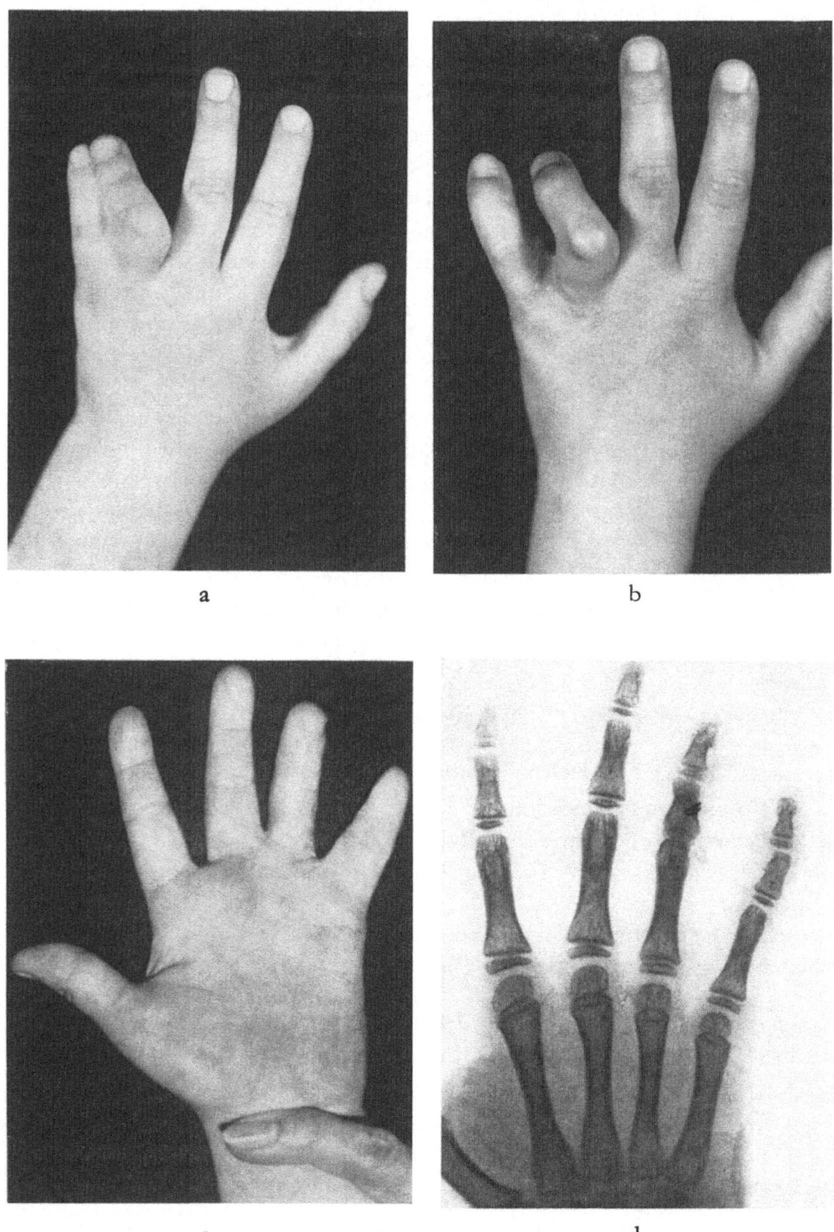

a b

c d

Abb. 4. Syndaktylie zwischen Ring- und Kleinfinger bei einem 4jährigen Kind mit schwerer Deviation und Beugekontraktur des Ringfingers (a), die auch nach der Trennung der Finger (b) anhalten, da sie knöchern bedingt sind. Zustand 3 Jahre nach der Osteotomie der Mittelphalange des Ringfingers (c, d)

wurden, da bei diesen Wachstumsvorgänge keine Rolle mehr spielen. Es verblieben nach Berücksichtigung dieser Gesichtspunkte 36 Pat. mit 51 betroffenen Händen (56 Fingerpaaren). Die Operation wurde mit einem Durchschnittsalter von 5,6 Jahren durchgeführt. Die Beobachtungszeit beträgt 2 bis 13 Jahre.

Keines der verwendeten Operationsverfahren führte zu schweren Rezidiven oder Beugekontrakturen von mehr als 15°. Der Entwicklungsstand der Operationstechnik erlaubt jedoch anspruchsvolle Maßstäbe in der Bewertung der Ergebnisse anzulegen. Es muß eine weite, schmiegsame Kommissur in normaler Höhe vorhanden sein, die Narben sollen unauffällig und es dürfen keine sekundären Veränderungen wie Beugekontraktur oder Torsion vorhanden sein, wenn das Resultat als befriedigend angesehen werden soll. Besonderes Augenmerk wurde den durch das Wachstum bedingten Veränderungen geschenkt. Narben zeigen in der Regel ein langsameres Längenwachstum, als ihre Umgebung und die Phalangealknochen. Dadurch ergibt sich eine relative Neigung zur Narbenschrumpfung, die über die in der Handchirurgie allgemein bekannten Tendenzen zur Narbenkontraktur hinausgeht. Iselin (1955) wies darauf hin, daß nach Syndaktylieoperationen im Kindesalter regelmäßig eine sekundäre Korrektur nach Beendigung des Wachstums notwendig sei. Die Notwendigkeit einer regelmäßigen Kontrolle nach Syndaktylieoperationen, um wachstums- und narbenbedingte Deformierung rechtzeitig zu erkennen, wird allgemein betont.

Folgende Operationsverfahren wurden angewendet:

A) Zur Rekonstruktion der Interdigitalfalte

1. Vollhauttransplantation in einem Stück zur Deckung der Fingerseitenflächen und der Interdigitalfalte (A/1).
2. Rekonstruktion der Interdigitalfalte mit einem dorsal gestielten Hautlappen (A/4—a).
3. Rekonstruktion der Interdigitalfalte mit je einem dorsalen und volaren dreieckigen Hautlappen (A/4—d).

B) Versorgung der Fingerseitenflächen

1. Mit je einem Spalthauttransplantat (B/1—b).
2. Mit je einem Vollhauttransplantat (B/1—c).
3. Mit multiplen Vollhauttransplantaten.
4. Primärer Wundverschluß eines Fingers und Deckung der Seitenfläche des anderen Fingers mit einem großen freien Hauttransplantat (B/3).

Bei der Nachuntersuchung wurden folgende Gesichtspunkte berücksichtigt:

a) Beurteilung der Interdigitalfalte:

1. Rezidiv der Syndaktylie.
2. Weite der Kommissur.

b) Beurteilung der Fingerseitenflächen:

1. Zustand der Transplantate.
2. Zustand der Randnarben.
3. Vorhandensein einer Narbenkontraktur.

Die Indikation zur Sekundäroperation wurde gestellt, wenn ein Rezidiv vorlag, wenn die isolierte Fingerbeweglichkeit durch eine enge Kommissur

Tabelle 1

		Geschlecht		Seite		Finger		
		♂	♀	Re	Li	23	34	45
Pat.	36	23	13					
Hände	51			26	25			
Fingerpaare	56					2	47	7

Alter zur Zeit der Operation: 0 bis 5,6 Jahre
Beobachtungszeit: 2 bis 13 Jahre

Tabelle 2. *Spätergebnisse der Wiederherstellung der Kommissur mit verschiedenen Methoden*

	Zahl der Fälle	Resultat		
		Kommisur		Rezidiv
		weit	eng	
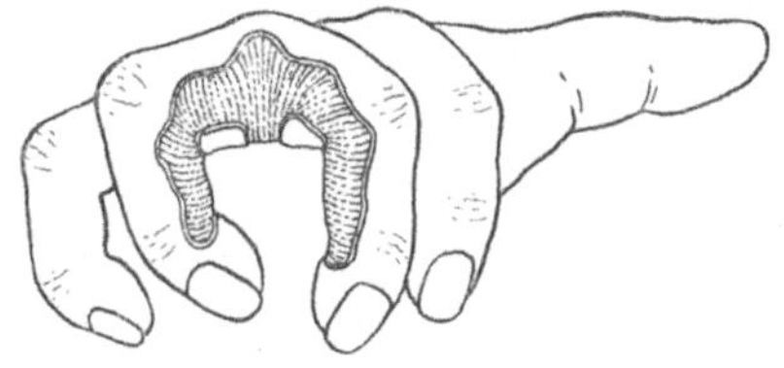 [Abbildung]	2	—	—	2
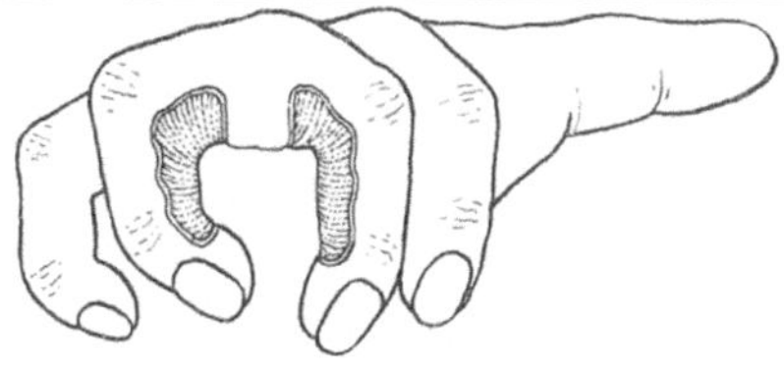 [Abbildung]	32	23	5	4[a]
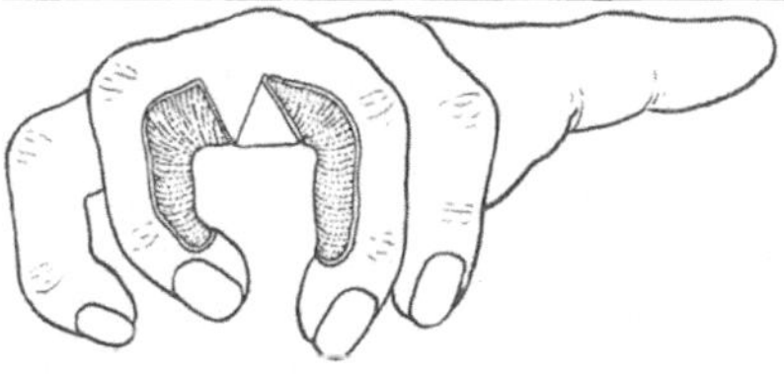 [Abbildung]	22	22	—	—

[a] Bei zwei Fällen Wundheilungsstörung

beeinträchtigt war, bzw. wenn eine Beugekontraktur von mehr als 5° vorlag. Die Ergebnisse der Nachuntersuchungen sind aus Tabelle 1, 2 und 3 zu entnehmen.

Tabelle 3. *Spätergebnisse der Versorgung der Fingerseitenflächen mit verschiedenen Methoden*

	Art des Transplantats	Zahl der Fälle[c]	Rezidiv	Kontraktur	o.B.
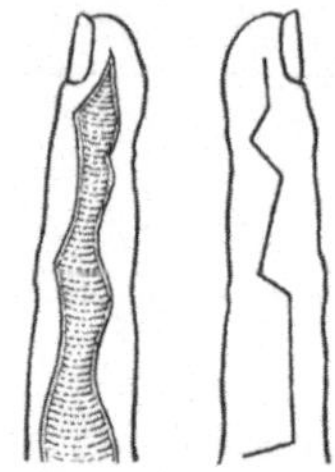	VH SH	4	1[a]	3[a]	1
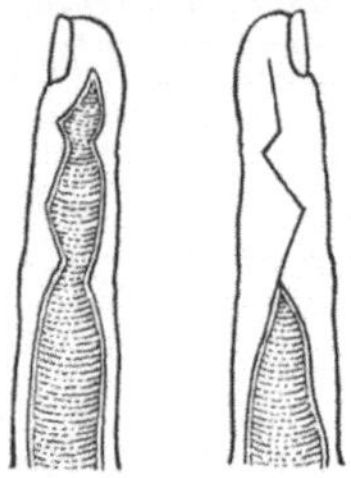	SH VH	7 22	— —	4[b] 5[b]	3 17
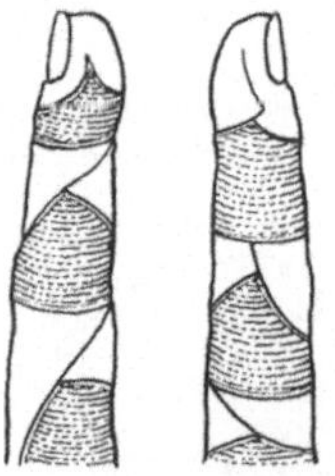	VH	19	—	1[b]	18

[a] Ein Fall mit Rezidiv und Beugekontraktur.
[b] Je ein Fall mit Wundheilungsstörung.
[c] Zwei Pat. mit durchlaufendem Transplantat nicht gezählt.

Die Rekonstruktion der Interdigitalfalte mit einem *freien Transplantat* wurde bei zwei Patienten ausgeführt. Beide zeigten ein Rezidiv der Syndaktylie, so daß eine Reoperation notwendig war. Diese Methode wurde daher verlassen (A/1).

Auch die Ergebnisse der Methode nach BAUER, TONDRA u. TRUSLER (B/3) befriedigten auf die Dauer nicht. Bei einem Kind entwickelte sich ein Rezidiv und eine Beugekontraktur (Abb. 5). Zwei weitere der insgesamt vier derartig operierten Patienten, zeigten nach einigen Jahren eine sekundäre, durch das Wachstum bedingte Kontraktur des mit einem großen Transplantat versorgten Fingers.

Die Bildung der Kommissur mit einem *dorsalen Lappen* führte bei 23 Händen zu einem guten Ergebnis, während fünfmal eine enge Kommissur entstand. Vier der 23 Fälle, bei denen diese Methode verwendet wurde,

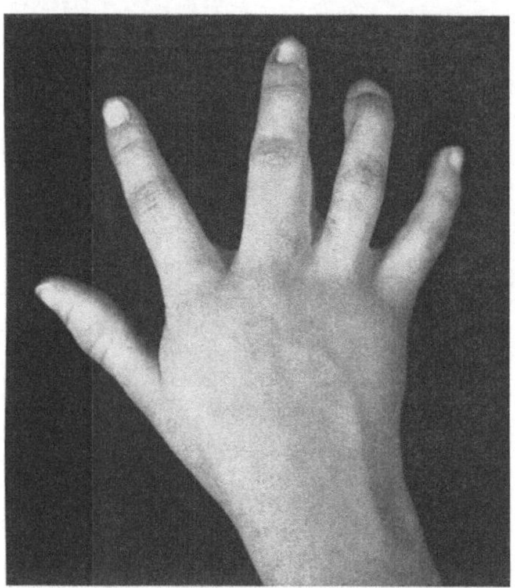

Abb. 5. Operation einer Syndaktylie zwischen Mittel- und Ringfinger nach BAUER, TONDRA u. TRUSLER bei einem 7jährigen Mädchen. Das Bild zeigt den Zustand 4 Jahre nach der Operation. Obwohl das primäre Resultat gut war und keine Heilungsstörung bestanden hatte, entwickelte sich durch das Wachstum ein leichtes Rezidiv der Schwimmhaut und eine geringe Beugekontraktur des Ringfingers. Eine sekundäre Operation ist angezeigt

entwickelten ein Rezidiv, wobei allerdings zweimal postoperativ eine Wundheilungsstörung aufgetreten war, die sicher an der Bildung des Rezidives mitgewirkt hatte.

Die 22 Operationen, bei denen die Rekonstruktion der Interdigitalfalte mit *je einem dorsalen und volaren Lappen* vorgenommen worden war, führten immer zu einer weiten, schmiegsamen Kommissur, so daß wir dieser Methode bei weitem den Vorzug geben (Tabelle 2).

Die Verwendung großer *Spalthauttransplantate* zur Deckung der Fingerseitenflächen, war bei 4 von 7 Fällen von einer leichten Beugekontraktur gefolgt (B/1—b). Auch bei 5 von 22 Patienten, bei denen große Vollhauttransplantate zur Defektdeckung herangezogen worden waren, kam es zu einer leichten Schrumpfung der Randnarben. Die Schrumpfungsvorgänge waren bei Verwendung von Vollhauttransplantaten weniger häufig und in geringerem Ausmaß zu beobachten, als bei Verwendung von Spalthauttransplantaten. Im Gegensatz dazu beobachteten VELASCO, BROADBENT u. WOOLF (1967) keinen Unterschied im Ergebnis zwischen Voll- und Spalt-

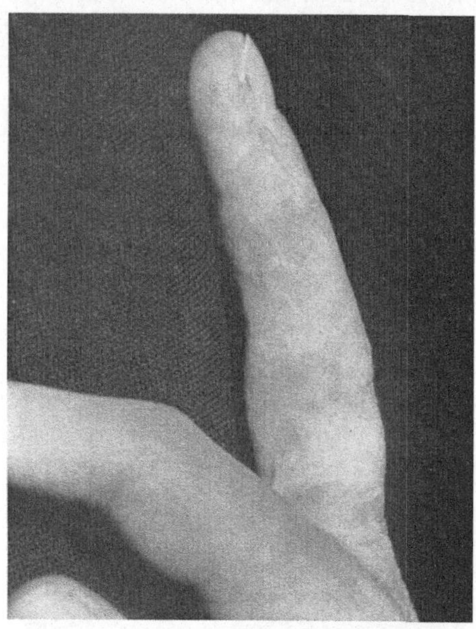

Abb. 6. Seitenfläche eines vor 3 Jahren wegen Syndaktylie operierten Fingers. Zur Deckung wurden vier kleine Vollhauttransplantate verwendet, die durch Hautbrücken getrennt wurden. Die Transplantate sind kaum mehr von der umgebenden Haut zu unterscheiden

hauttransplantaten. Die Schrumpfung der Randnarben trat auch dann auf, wenn die Ränder der Transplantate primär geschwungen oder zickzackförmig angelegt worden waren. Bei einem Teil dieser Patienten entwickelte sich im Verlaufe des Längenwachstums eine sog. Longitudinalisation der Narben (ISELIN, 1955).

Die besten Ergebnisse sowohl in funktioneller wie in kosmetischer Hinsicht wurden bei 19 Patienten erzielt, bei denen die Fingerseitenflächen durch *je 2 bis 4 kleine Vollhauttransplantate* versorgt wurden, zwischen denen bereits Hautbrücken durch Vereinigung je eines volaren und dorsalen Lappens aufgelegt wurden (Abb. 6). Diese Lappen können gewonnen werden, wenn die Trennung der Finger mit Hilfe noch mehr als üblich zickzackförmig verlaufenden Incision mit entsprechender Verschiebung volar und dorsal durchgeführt wird (Abb. 7). Durch breites Unterminieren und vorsichtiges Entfetten lassen sich genügend große Hautlappen bilden, um breite Hautbrücken zwischen den Transplantaten zustande zu bringen. Diese Hautbrücken können durch verstärktes Wachstum jedes Zurückbleiben einer Randnarbe ausgleichen (MILLESI, 1961). Unter diesen Umständen erfolgt der funktionelle Einbau der Transplantate derart vollkommen, daß sie kaum mehr von der Haut der Umgebung zu unterscheiden sind. Eine leichte Kontraktur von weniger als 5° nach Wundhei-

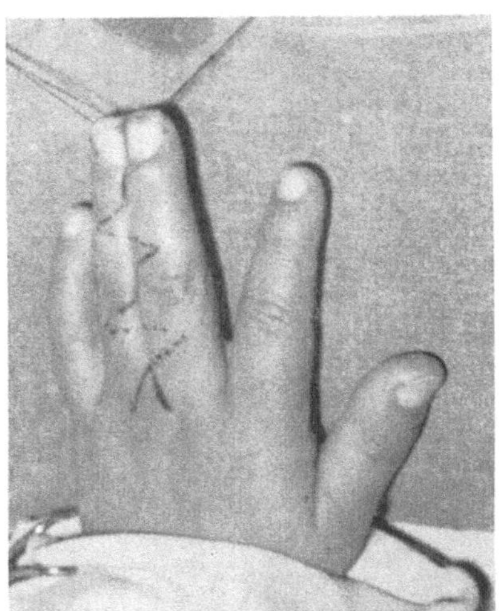

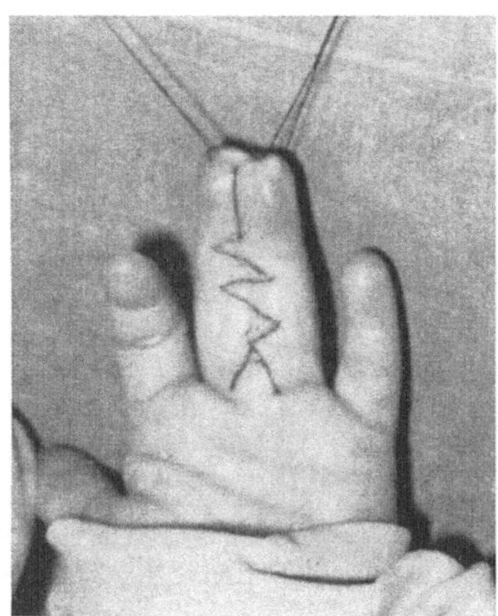

Abb. 7. Die Trennung der Finger erfolgt nach dem Vorschlag von CRONIN zickzackförmig. Es werden jedoch größere, bis zur Fingermitte reichende Lappen gebildet, um genügend breite Hautbrücken an den Fingerseitenflächen zustande zu bringen

lungsstörung trat bei einem einzigen Fall auf. Die guten Ergebnisse waren in gleicher Weise auch bei Fällen mit knöcherner Verbindung im Bereiche der Endphalangen zu erzielen.

Besprechung

Auf Grund der vorliegenden Untersuchung können die eingangs gestellten Fragen folgendermaßen beantwortet werden:

1. Die Ursachen für die Notwendigkeit der Korrekturoperation nach auswärts durchgeführter Erstoperation sind in vermeidbaren technischen Fehlern zu suchen:

Keine Verwendung von Hauttransplantaten.

Keine gesonderte Rekonstruktion der Interdigitalfalte.

Vorhandensein von linearen Narben.

Operation im ersten bzw. zweiten Lebensjahr ohne funktionelle Indikation.

2. Nach Durchführung der Syndaktylieoperation bei 56 Fingerpaaren im eigenen Krankengut, entwickelte sich im Verlaufe einer mehrjährigen Beobachtungszeit:

Bei 5 Patienten (9%) eine enge Kommissur, die jedoch keine sekundäre Korrektur erforderte.

Bei 7 Patienten (12,25%) ein geringfügiges Rezidiv der Syndaktylie, welches dreimal (5,4%) korrigiert werden mußte. Bei 13 Patienten eine zur Kontraktur neigende Narbe. Nur bei 9 Fällen betrug das Ausmaß der Beugekontraktur mehr als 5 bis maximal 15°, so daß die Korrektur durch Z-Plastik vorgenommen wurde (16%). Demnach mußte also bei 12 von 56 operierten Fingerpaaren (21,4%) an einem Finger oder an der Kommissur korrigiert werden. Diese vorwiegend wachstumsbedingten Veränderungen treten nach bestimmten Operationsverfahren häufiger auf und könnten daher in ihrer Frequenz bei entsprechender Wahl des Verfahrens reduziert werden.

3. Eine kritische Wertung der Spätergebnisse führt zu dem Schluß, daß sich die Verwendung je eines dorsalen und volaren dreieckigen Hautlappens zur Rekonstruktion der Interdigitalfalte am besten eignet und daß bei Verwendung von mehreren Vollhauttransplantaten zur Deckung der Fingerseitenflächen, die durch breite Hautbrücken voneinander getrennt sind, die besten Ergebnisse erzielt werden können. In einer in ähnlicher Weise durchgeführten Nachuntersuchung (Kettelkamp u. Flatt, 1961) erscheinen auch zwei Fälle, bei denen die Fingerseitenflächen unter Bildung einer die Hauttransplantate trennenden Brücke gestielter Haut gedeckt worden waren unter den günstigen Ergebnissen auf. Schlußfolgerungen konnten die Verfasser allerdings wegen der geringen Zahl nicht ziehen. Dagegen zeigten auch in der Serie von Kettelkamp u. Flatt (1961) die Fälle, bei denen die Kommissur durch je einen dorsalen und volaren dreieckigen Hautlappen gebildet worden waren, den höchsten Prozentsatz günstiger Ergebnisse.

Zusammenfassung

16 Patienten mit 29 betroffenen Händen, bei denen eine Funktionseinschränkung nach auswärts durchgeführter Syndaktylieoperation zu einer Korrekturoperation führte, werden analysiert, um die Ursachen für die Korrekturoperation klarzustellen. 36 Kinder mit 51 betroffenen Händen (56 Fingerpaare), die mit einem Durchschnittsalter von 5,6 Jahren wegen einer Syndaktylie operiert und 2 bis 13 Jahre lang beobachtet werden konnten, wurden einer kritischen Prüfung unterzogen und dabei festgestellt, daß von verschiedenen verwendeten Operationsmethoden, die Rekonstruktion der Interdigitalfalte durch je einen volaren und dorsalen drei-

eckigen Lappen und die Deckung der Seitenflächen der Finger durch multiple kleine, durch breite Hautbrücken voneinander getrennte Vollhauttransplante, die besten Ergebnisse zeitigen.

Literatur

AGNEW, D. H.: Principle and practise of surgery, p. 371. Philadelphia: J. B. Lippincott 1883.

BARSKY, A. J.: Congenitale anomalies of the hand. J. Bone Jt Surg. **33** A, 35 (1951).

BAUER, T. B., TONDRA, J. M., TRUSLER, H. M.: Technical modification in repair of syndactylism. Plast. reconstr. Surg. **17**, 385 (1956).

BLACKFIELD, H. M., HAUSE, D. P.: Syndaktylism. Plast. reconstr. Surg. **16**, 37 (1955).

BONOLA, A.: Indicazioni techniche e strumentarie nella chirurgia riparatrice nelle lesioni cutanee della mano. Atti XXXIII — Congr. Soc. Intal. Ort. pedia 1948.

BUNNEL, ST.: Surgery of the hand. Philadelphia u. London: J. B. Lippincott Comp. 1944.

CELSUS: Zit. nach BALLESTRERO, M.: Sindattilie congenite. Edizione Minerva med.

CORNACCHIA, M.: Un metodo di plastica per le sindattilie serrate. Atti XXXIII — Congr. Ital. Ortoped. 1948.

CRONIN, TH. D.: Syndactylism. Experiences in its correction. Tri State Med. J. **15**, 2869 (1943).

DAVID, J. S.: Syndaktylism. Results of Zig-Zag incisions to prevent postoperative contracture. Plast. reconstr. Surg. **1919**, 243.

—, GERMAIN, W. J.: Syndaktylism. Arch. Surg. **21**, 32 (1930).

DIDOT, A.: Note sur la séparation des doits palmés et sur un nouveau procéde anaplastique destiné a prévenir la reproduction de la derformité. Bull. Acad. roy. Méd. Belg. **9**, 351 (1850).

DIEFFENBACH, J. F.: Operative Chirurgie, Bd. I, S. 739. Leipzig 1845.

EBSKOV, B., ZACHARIAE, L.: Surgical methods in syndaktylism. Acta chir. scand **131**, 258—268 (1966).

FELIZET, G.: Operation de la syndactylie congenitale (procédé auto plastique). Rev. Orthop. 3/1 Serie 49—61 (1892).

FLATT, A. E.: Treatment of syndaktylism. Plast. reconstr. Surg. **29**, 336 (1962).

GELDMACHER, J.: Kritische Bemerkungen zum Zeitpunkt und zur Technik korrigierender Eingriffe bei angeborenen Fingermißbildungen. Vortrag 84. Tagg. dtsch. Ges. Chir. am 30. 3. 1967.

GEORG, H.: Technik und Zeitpunkt der operativen Behandlung angeborener Fingermißbildungen. Ann. Chir. plast. **9**, 170 (1964).

ISELIN, MARC.: Chirurgie de la main. Paris: Masson & Cie. 1955.

KANAVEL, A. B.: Congenitale malformations of the hand Arch. Surg. **25**, 304 (1932).

KETTELKAMP, D. B., FLATT, A. E.: An evaluation of syndactylia repair. Surg. Gynec. Obstet. **113**, 471 (1961).

KLAPP, R.: Demonstrationen aus der praktischen Chirurgie. 1. Die Operation der Syndaktylie. Arch. klin. Chir. **177**, 688 (1933).

MANCINI: Trattamento della sindattilia con trapianto libero. Minerva ortop. **III**, 1 (1952).

MANSFIELD, O. T.: Syndactyly. Brit. J. plast. Surg. **13**, 249 (1960).

McCOLLUM, D. W.: Webbed finger. Surg. Gynec. Obstet. **71**, 782 (1940).

Millesi, H.: Wachstumsbedingte Narbenkontrakturen und ihre Bedeutung für die Handchirurgie. Langenbecks Arch. klin. Chir. **299**, 112 (1961).

Norton, A. T.: Treatmend of webbed fingers. Brit. med. J. **2**, 931 (1881).

Nylén, B.: Repair of congenital finger syndactyly. Acta chir. scand **113**, 310 (1957).

Oldsfield, M. O.: Horse shoe web flap in treatment of syndactylism. Brit. J. plast. Surg. **1**, 69 (1948).

Palma, R.: Modificazione al metodo di Zeller per la cura della sindattilia. Ann. ital. Chir. **13**, 1068—1074 (1934).

Skoog, T.: Syndactyly. Acta chir. scand **130**, 537—549 (1965).

Stucke-Gansmüller: Zur Klassifizierung, Klinik und Behandlung der Syndaktylie. Langenbecks Arch. klin. Chir. **260**, 1, 3, 77, 108 (1947).

Trusler, H. M., Cogswell, H. D.: Modified Agnew's operation for syndaktylism. Surg. Gynec. Obstet. **64**, 792 (1937).

Velasco, J. G., Broadbent, T. R., Woolf, R. M.: Syndactylism. Brit. J. plast. Surg. **4**, 364—368 (1967).

Witt, A. N., Cotta, H., Jäger, M.: Die angeborenen Mißbildungen der Hand und ihre operative Behandlung. Stuttgart: Thieme 1966.

Zachariae, L.: Syndactyli. J. Bone Jt Surg. **37** B, 356 (1955).

Zeller, Simon: Abhandlungen über die ersten Erscheinungen venerischer Lokal-Krankheits-Formen und deren Behandlung, samt einer kurzen Anzeige zweier neuen Operationsmethoden, nämlich: die angeborenen verwachsenen Finger und die Kastrazion betreffend, nebst einigen Bruchstücken seltener ärztlicher Fälle, als Beitrag zur ausübenden Arzneikunst. Wien: J. G. Binz 1810.

Doz. Dr. H. Millesi
I. Chirurg. Univ.-Klinik
Alserstraße 4
A — 1090 Wien 9

Der Wert der Mikroradioangiographie bei Transplantationen an Ohr und Trachea im Tierexperiment

Von K. W. Hommerich, A. Schönfeld und I. Flemming

Der experimentellen Chirurgie erwachsen im Rahmen der freien Gewebstransplantation immer neue Aufgaben. Bei den *Autotransplantationen*, die schon frühzeitig gewagt wurden, haben sich die Fragestellungen neuerdings verlagert, da bei ihrer klinischen Anwendung der Schutz der Antibiotica die Abstoßung des Transplantates durch Infektion weitgehend vermindert hat. Dagegen herrscht über die zulässige Größe freier Transplantate noch keine allgemein anerkannte Auffassung.

Für den Ersatz eines Nasenflügels mit einem composite graft aus der Ohrmuschel, das aus zwei Hautschichten und einer knorpligen Mittelschicht besteht, geht nach der klinischen Erfahrung die Empfehlung verschiedener Autoren z. B. dahin, sie nicht breiter als 1,5 cm bei nicht begrenzter Länge zu verwenden (Lewin; MacFee; Brown u. Mitarb.; Ballentyne; Reed; Zoltán; Haas).

In eigenen Tierexperimenten zum Ersatz der vorderen Trachealwand bei Stenosen der Luftröhre haben wir sog. Zweidritteltransplantate von der Ohrmuschel in einen artifiziell gesetzten Trachealdefekt beim Kaninchen verpflanzt und histologisch beobachten können, daß bei exakter Adaption der Gewebsschichten eine Einheilung einwandfrei erfolgt, wenn die für composite graft oben erwähnte Größe nicht überschritten wird. Hierbei muß man jedoch berücksichtigen, daß die Abmessungen der Kaninchentrachea die Verwendung größerer Transplantate auch nicht ermöglicht hätte (Flemming u. Hommerich, 1967).

Es ergab sich deshalb die Aufgabe zu prüfen, ob auch größere Gewebsdefekte an der Trachea mit Zweidritteltransplantaten gedeckt werden können, ohne ihre Einheilung durch Ernährungsstörungen zu gefährden. Denn bei der Anwendung der Methode beim Menschen muß man in Rechnung setzen, daß der durch komplette Entfernung des stenotischen Bezirks bis zur Darstellung eines gut durchbluteten Wundrandes geschaffene Wanddefekt der Luftröhre nicht in allen Fällen auf eine vorgeschriebene Transplantatgröße abgestimmt werden kann, zumal selbst die vorherige tomographische und endoskopische Diagnostik keine genaue Beurteilung der Ausdehnung des Gewebsbezirkes zuläßt, der bei der Operation schließlich verworfen werden muß.

Wir haben deshalb am Kaninchenohr Austauschtransplantationen vorgenommen bis zu einer Größe der Zweidritteltransplantate von 2,0 · 5,0 cm und die histologischen Untersuchungsergebnisse kürzlich vorgelegt, wobei besonders auf das Verhalten des transplantierten Knorpels im Aufnahmebett gedacht wurde (HOMMERICH u. FLEMMING, 1968).

Es zeigt sich eine Kontaktnahme zwischen Transplantatknorpel und Wirtsknorpel sogar unter Bildung von Neuknorpel, wie wir auch histochemisch nachweisen konnten (HOMMERICH u. FLEMMING, 1969).

In dieser Beziehung schienen die Transplanate auch nicht wesentlich gefährdet zu sein, zumal die Ernährung des Knorpels meist durch Diffusion alsbald sichergestellt wird. Ausnahmen von dieser Regel haben wir zwar gelegentlich beobachtet (Verkalkungen als Zeichen einer Depolymerisation mit späterer Knochenneubildung), die aber den angestrebten Zweck der Transplantation niemals gefärdeten. Eine andere Frage war, ob auch bei großen Transplantaten die mitverpflanzten Gewebsschichten, die auf Blutzufuhr zur Ernährung angewiesen sind, nämlich die bedeckenden Hautanteile hinreichend Anschluß an das Gefäßsystem des Wirtsorganismus gewinnen. Wollte man die Konjunktion der Gefäße in ihrem Ablauf aufzeigen, war es erforderlich, die Kontinuität der Blutversorgung unter Beweis zu stellen.

Methoden einer derartigen Darstellung bestehen entweder im histologischen Serienschnittverfahren, auch unter Tusche bzw. Farbstoffzufuhr in die Gefäße, oder in dem Verfahren von SPALTEHOLZ, daß sich der Sichtbarmachung der Blutgefäße dadurch bedient, daß man dem umhüllenden Gewebe Transparenz verleiht. Schließlich kam noch die Gefäßfüllung mit Plastoid in Frage, wobei aber alle übrigen Gewebsbestandteile in Kalilauge korrodiert werden müssen.

Auf der Suche nach einem geeigneten Verfahren sind wir auf die von NYLANDER u. OLERUD (1960) angegebene Methode gestoßen, die zuletzt von ZETTERLUND im Rahmen seiner Studie über die freie Transplantation von Dünndarm angewendet wurde.

Sie gestattet als Mikroradioangiographie nicht nur die Sichtbarmachung der Gefäße in ihren natürlichen Ausmaßen, sondern auch auf verschiedene Weise die Vergrößerung der Gefäßmuster, so daß die Strukturanalyse erleichtert wird; außerdem bleibt das Gewebe in seinem Verband unberührt und eignet sich gleichzeitig zur mikroskopischen Untersuchung.

Ehe wir unsere den eigenen Bedürfnissen und Möglichkeiten angepaßte und deshalb abgewandelte Methode darstellen, sollen die Fragestellungen kurz erörtert werden, die wir mit demselben Verfahren bei *Homotransplantation* im Tierversuch am Kaninchen zu lösen versucht haben.

Das entscheidende Problem der Homotransplantation liegt offensichtlich noch immer in der mangelhaften Histokompatibilität, besonders bei nicht ausgewählten Spendergeweben und der hierdurch ausgelösten Immunreaktion, die schließlich zur Transplantatabstoßung führt. Mit ausreichender Immunosuppression lassen sich bei freier Verpflanzung von Trachealabschnitten von Tier zu Tier immerhin ermutigende Anfangserfolge erzielen, wie wir letztens zeigen konnten (FLEMMING u. HOMMERICH, 1968).

Da die gewebliche Abwehrreaktion in den von uns untersuchten Fällen das mikroskopische Bild beherrschte, schlossen wir zunächst daraus, daß die Volumenzunahme des Gewebes und die daraus resultierende Lumenverengung der Trachea eine Folge des Antransportes von Zellen und der Entstehung eines Ödems mit Neubildung von Bindegewebsfasern ist. Es ließ sich aber — jedenfalls feingeweblich — nicht ausschließen, daß das Ödem auf einer Kreislaufstörung innerhalb des Transplantates beruhte. Zur Beantwortung dieser Fragen erschien uns die Angiographie besonders geeignet, die wir mit der nachstehend beschriebenen Methode anwendeten.

Allgemeine Technik der Mikroradioangiographie

Zunächst wird ein proximal von dem Transplantationsbereich gelegenes Gefäß dargestellt, das den Blutkreislauf der entsprechenden Region mit Sicherheit speist; nach Anschlingen desselben erfolgt die Punktion mit einer kalibergerechten Kanüle. Danach injiziert man eine Mischung von 1%igem Lidocain (Xylocain) mit Heparin (Liquemin) zu gleichen Teilen, um das Gefäß für die nachfolgende Manipulation zu präparieren. Bei langsamer Verabreichung gelingt es, die Kreislaufverhältnisse zunächst stabil zu halten; unsere Versuchstiere (Kaninchen) sind hierbei nicht verendet, wie ZETTERLUND an Ratten beobachtet hatte. Anschließend wird eine Suspension von 30%igem Bariumsulfat mit 10%iger neutraler Formaldehydlösung unter gewissem Druck (ca. 130 mm Hg) appliziert, nachdem zuvor beide Anteile gleichen Volumens durch Schütteln gut vermischt wurden. Hiermit gelingt es, die Gefäße der entsprechenden Region gut darzustellen, wenn die Kreislauffunktionen erhalten geblieben sind, so daß das Kontrastmittel mit dem Blutstrom an Ort und Stelle gebracht wird. Während der Injektion des Kontrastmittels verenden die Versuchstiere. Es ist jetzt wichtig, das Kontrastmittel nicht in andere Regionen abfließen zu lassen, so daß man das zur Injektion benutzte Gefäß proximal von der Punktionsstelle unterbinden muß und sofort anschließend das Versuchstier in eine 10%ige Formaldehydlösung einlegen sollte. Bei der Gewebsentnahme ist behutsam zu verfahren, damit durch Gewebsquetschung nicht unnötig Kontrastmittel abfließt.

Das Gewebe wird nun ausreichend lange fixiert und sodann in Paraffin eingebettet. Der Paraffinblock wird wie bei der gewöhnlichen histologischen Technik von beiden Seiten geschnitten, bis eine etwa 1 mm dicke Paraffinscheibe zurückbleibt. Diese steht dann zur Mikroradioangiographie zur Verfügung, während man die dünnen Gewebsschnitte aus der unmittelbaren Nachbarschaft nach dem üblichen Verfahren jeder beliebigen Färbemethode unterziehen kann.

a) Spezielle Technik bei der Mikroradioangiographie des Ohres

Die Injektion des Kontrastmittels wird am besten von der Arteria carotis communis, die man freilegen muß, auf der entsprechenden Seite vorgenommen. Die Arteria auricularis posterior, die einen Seitenast der Arteria carotis externa darstellt, wird hierbei ausreichend mit Kontrastmittel beschickt.

b) Spezielles Vorgehen bei der Mikroradioangiographie der Trachea

Die Luftröhre wird beim Kaninchen von auf- und absteigenden Seitenästen versorgt, wovon erstere als Rr. tracheo-oesophageales direkt aus der A. carotis communis abgehen, die dann mit letzteren anastomosieren, die Seitenäste der A. thyreoidea superior darstellen (BUGGE). Deshalb hat es sich als vorteilhaft erwiesen, die Injektion des Kontrastmittels direkt vom Aortenbogen aus vorzunehmen, wobei man die Aorta descendes während der Injektion abklemmen muß. Sicherheitshalber empfiehlt es sich noch einige Zeit das Kontrastmittelgemisch aus einem hochgestellten Irrigator nachlaufen zu lassen, während das Versuchstier bereits in Formaldehydlösung eingebracht ist.

Radiographisch sind wir wie folgt vorgegangen:

Als Röntgenstrahlungsquelle wurde eine FT 50-Feinstfocus-Röntgenröhre mit Cu-Anode der Firma AEG benutzt. Diese Röhre wurde gewählt, weil sie die höchste Flächenbelastung der Anode (1,1 kW/mm^2) unter allen im Handel befindlichen abgeschmolzenen Röntgenröhren aufweist und mit einem Strichfocus von nur 40 μ Breite ausgestattet ist, der unter einem Beobachtungswinkel von ca. 6° eine visuelle Breite von 4 bis 5 μ besitzt (BEITZ).

Vor das Röhrenaustrittsfenster wurde senkrecht zur Richtung des Strichfocus eine spaltförmige Blende gestellt, die mit Hilfe eines Feintriebes bis auf 10 μ geschlossen werden konnte. Durch diese Anordnung erhält man einen annähernd punktförmigen Focus hoher Flächenhelligkeit (SCHÖNFELD). Von den beiden Möglichkeiten der Kontakt- und der Zentralprojektionsangiographie wurde die letztere gewählt. Beim Projektionsverfahren lag das geometrische Auflösungsvermögen bei ca. 4 μ, das durch die Wellennatur der Röntgenstrahlen bedingte Auflösungsvermögen bei ca. 3 μ (PATEE). Dieses Auflösungsvermögen war für die Problemstellung hinreichend. Die durch die Zentralprojektion primär erzielte Vergrößerung um den Faktor 3 bis 6 erlaubte die Benutzung von einfachen Diapositivplatten (Perutz Repronormal) mit einer Korngröße von ca. 10 μ, die auch röntgenstrahlungsempfindlich sind. Üblicher Röntgenfilm hat eine zu große Korngröße und damit zu schlechtes Auflösungsvermögen. Die Aufnahmen wurden bei 30 kV und 9 mA Röhrenbelastung und 20 min Belichtungszeit hergestellt und anschließend photographisch sechsfach nachvergrößert.

Die Beantwortung der aufgeworfenen Fragen soll an zwei Beispielen erfolgen, die wir aus 13 Mikroradioangiographien der Ohrmuschel und 10 der Trachea ausgewählt haben.

1. Ohrmuschel: Abb. 1 zeigt die mikroangiographisch dargestellten Gefäße einer Kaninchenohrmuschel, die unpräpariert direkt im Anschluß an die Anwendung der beschriebenen Methode entnommen wurde. Nur durch die geringe Dicke des Paraffinblockes bedingt, ist die Kontinuität des zentral gelegenen Hauptgefäßes anscheinend unterbrochen, und die davon abgehenden Seitenäste enden nur deshalb „blind", weil sie aus der Ebene des Paraffinblockes herausziehen.

Bei einem 7 Tage zuvor ausgetauschten Zweidritteltransplantat der Ohrmuschel konnte man im wesentlichen das gleiche Gefäßmuster im Mikroangiogramm beobachten (Abb. 2). Die Differenz lag allein in dem Kaliber der Gefäße, das offenbar größer war, um den Anforderungen der notwendigen und mit der Einheilung des Transplantats verknüpften aktiven Hyperämie nachzukommen. Das Angiogramm zeigt jedenfalls einwandfrei, wie das Transplantat mit seinem Gefäßnetz Anschluß an die Blutgefäße des Aufnahmebettes gefunden hat, denn es hat sich komplett durch die Kontrastmittelfüllung darstellen lassen.

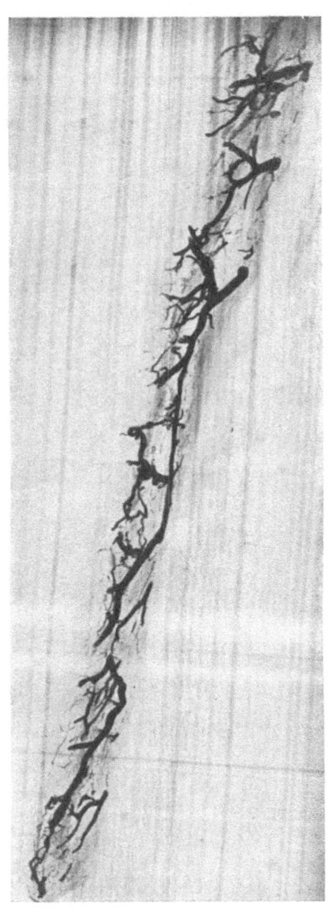

Abb. 1

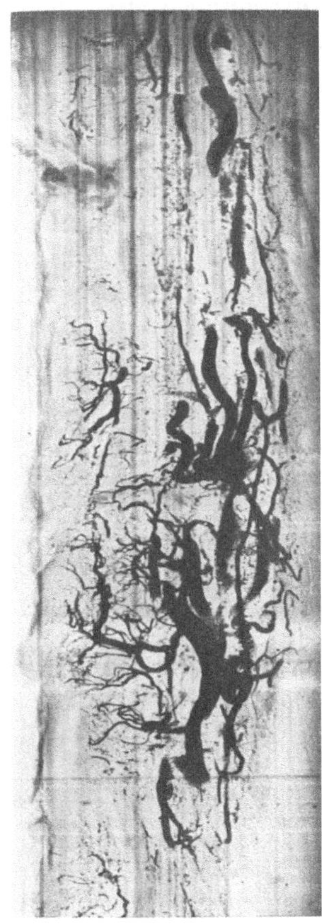

Abb. 2

Abb. 1. Mikroradioangiogramm Ohrmuschel Kaninchen; frisch entnommen. (Ba 4 O re Carotis)

Abb. 2. wie Abb. 1; 7 Tage nach Einpflanzung eines Zweidritteltransplantates vom Gegenohr. (O K 14 Ba)

Der zeitliche Ablauf des Gefäßanschlusses wird unterschiedlich beurteilt (Zoltán). Mit der geschilderten Methode werden wir dieser Frage nochmals nachgehen.

2. Trachea: Wie Abb. 3a an einem Querschnitt der Trachea erkennen läßt, wird ihre Blutversorgung von ziemlich dünnen vasculären Endästen gewährleistet, die aus einem kräftigen paratracheal gelegenen Gefäßbezirk entspringen und die Luftröhre zirkulär umgeben.

In einem Trachealängsschnitt kommt diese Eigenart durch zahlreiche im Querschnitt getroffene und damit punktförmig erscheinende Gefäße zur Darstellung (Abb. 3b). Untersucht man die Luftröhre eines Kaninchens mikroangiographisch, nachdem ein vier Knorpelringe messendes Trachealstück von einem anderen auswahlfreien Versuchstier als Homotransplantat

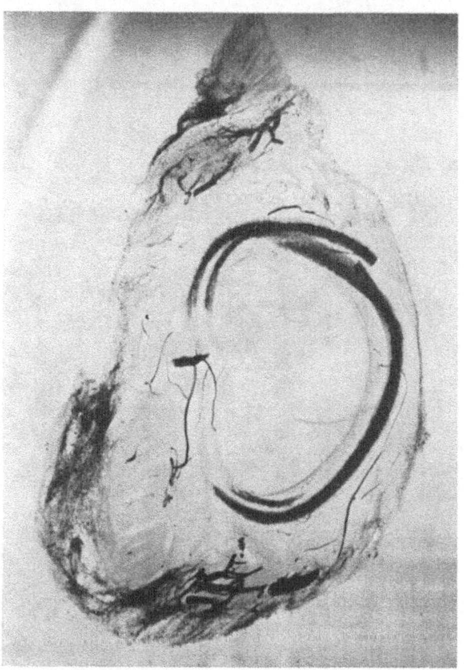

Abb. 3a. Mikroradioangiogramm Trachea Kaninchen; Querschnitt, frisch entnommen. (Ba 6 Aorta)

verpflanzt worden ist, wird eine Störung in der Zirkulation innerhalb des Transplantates deutlich; denn die Gefäßmuster sind im Wirtsgewebe einwandfrei zu verfolgen, brechen aber in der Mitte des Transplantates ab. Lediglich am Rande sind Gefäßsprosse zu beobachten (Abb. 4). Daraus ließe sich entnehmen, daß das erwähnte histologisch nachgewiesene Ödem wenigstens teilweise auf einer Störung der Blutzufuhr beruht. Andererseits ist aber auch eine andere Verknüpfung denkbar:

Der spärliche Anschluß der Transplantatgefäße an das Gefäßsystem des Wirtsgewebes ist durch die ödematöse Gewebsschwellung und celluläre Infiltration bewirkt worden, weil das Gefäßkaliber durch die perivasculäre

Volumenzunahme des Gewebes eingeengt worden ist, so daß die Zirkulation zum größten Teil erliegen mußte.

Ein schlüssiger Beweis, ob sich hier Ursache oder Wirkung am Gefäßsystem abspielen, läßt sich nicht führen. Jedenfalls hat sich aber durch die

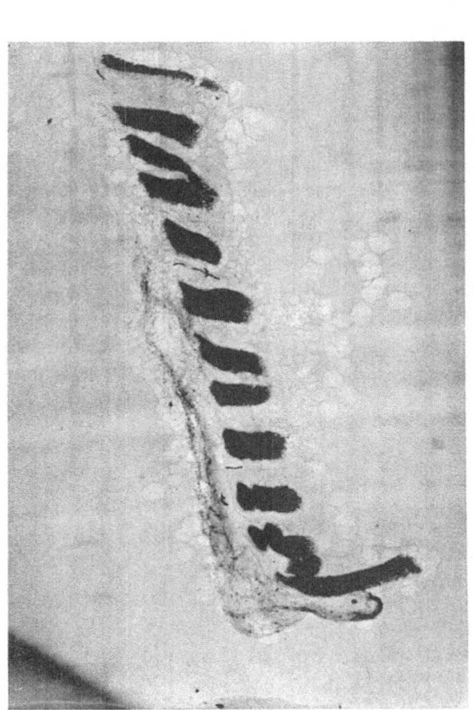

Abb. 3b

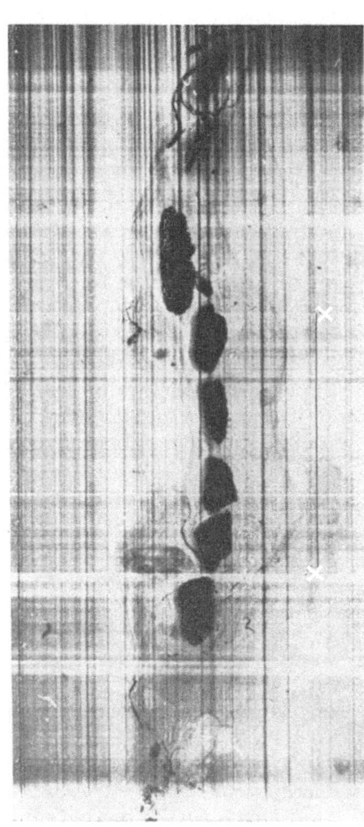

Abb. 4

Abb. 3b. wie Abb. 3a; Längsschnitt, frisch entnommen. (Ba 6 Aorta)
Abb. 4. wie Abb. 3b; 65 Tage nach Implantation eines homologen Trachealtransplantats; (KHT 18 Ba) + ——— + Ausdehnung des Transplantats

Mikroradioangiographie zeigen lassen, daß eine vasculäre Beeinträchtigung als wichtiger Bestandteil zu dem Formenkreis der Reaktionen gehört, die am Transplantatgewebe bei Homotransplantationen auftreten.

Zusammenfassung

Es wird eine dem Verfahren von Nylander und Olerud angelehnte Mikroradioangiographie beschrieben und deren Einsatz bei tierexperimentellen Auto- und Homotransplantationen erläutert.

Die Methode ist geeignet bei der Einheilung von Transplantaten den Anschluß an das Gefäßnetz des Wirtsorganismus auch zeitlich zu verfolgen und in diesem Zusammenhang die Zirkulationsverhältnisse zu studieren; gleichzeitig ist eine histologische und histochemische Untersuchung der Gewebe möglich, so daß sich die Aussagekraft beider Verfahren kombinieren läßt. An Beispielen der Transplantation von Tracheal- und Ohrmuschelgeweben wird die Beantwortung bestimmter Fragestellungen aufgezeigt.

Literatur

Ballantyne, D. L., Converser, J. M.: Vascularisation of composite auricular grafts transplanted to the choricoallantosis of the chick embryo. Plast. reconstr. Surg. **22**, 373 (1958).

Beitz, L.: Eine neue Flachstrahl-Elektronenkanone und ihre Anwendung in einer neuen Feinstfokus-Röntgenröhre. Diss., FU Berlin 1967.

Brown, J. B., Cannon, B., Lischer, C. E., Davis, W. B.: Composite free grafts of skin and cartilage from the ear. J. Amer. med. Ass. **134**, 1295 (1947).

Bugge, I.: Arterial supply of the cervical viscere in the rabbit. Acta anat. (Basel) **68**, 216 (1967).

Flemming, I., Hommerich, K. W.: Homotransplantation der Trachea im Tierexperiment. Arch. klin. exp. Ohr-, Nas.- u. Kehlk.Heilk. **191**, 724 (1968).

— — Tierexperimentelle Untersuchungen zur Rekonstruktion der vorderen Trachealwand bei begrenzter Luftröhrenverengung. Z. Laryng. Rhinol. **47**, 336 (1968).

Haas, E.: Zur Rekonstruktion von Nasendefekten. Z. Laryng. Rhinol. **47**, 251 (1968).

Hommerich, K. W., Flemming, I.: Das Verhalten transplantierten Knorpels im Tierexperiment. Arch. klin. exp. Ohr-, Nas.- u. Kehlk.Heilk. **194** (1969) (im Druck).

— — Reig, F.: Histologische Untersuchungen an tierexperimentell verpflanzten Haut-Knorpel-Transplantaten. Arch. klin. exp. Ohr-, Nas.- u. Kehlk.Heilk. **191**, 735 (1968).

Lewin, M. L.: Subtotal rhinoplasty with free grafts and contiguous flaps. Arch. Otolaryng. **54**, 675 (1951).

MacFee, D. F.: The surgical treatment of cancer of the nose with emphasis of methods of repair. Ann. Surg. **140**, 475 (1959).

Nylander, G., Olerud, S.: A simple microangiographic procedure for study of the vascular pattern in the alimentary canal. Acta Soc. Med. upsalien. **65**, 374 (1960).

Patee, H. H.: In X-ray microscopy and X-ray microanalysis, p. 56—60. Elsevier Publ. Comp. 1960.

Schönfeld, A.: Neue Röntgen-Feinstrukturröhre für Mikroradiographie-Untersuchungen. Acta Medicotechnica **3**, 94 (1968).

Zetterlund, C. G.: Behavior and fate of a buried graft of small intestine. Scand. J. plast. reconstr. Surg. Suppl. **1** (1967).

Zoltán, J.: Ersatz der Nasenflügel. Zbl. Chir. **83**, 545 (1958).

— Transplantationslehre von Gohrband, Gabka, Berndorfer. Hdb. der plast. Chirurgie, Bd. I, 3. Berlin: W. de Gruyter 1965.

Dipl. Phys. A. Schönfeld
Fritz-Haber-Institut der
Max-Plank-Gesellschaft
1 Berlin 33
Faradayweg 16

Prof. Dr. K. W. Hommerich
und
Dr. Irene Flemming
Klinikum Steglitz der FU Berlin
1 Berlin 45
Hindenburgdamm 30